Christine Selius

D1875305

Neue Heiltees

Tees aus aller Welt
für Gesundheit und Wohlbefinden

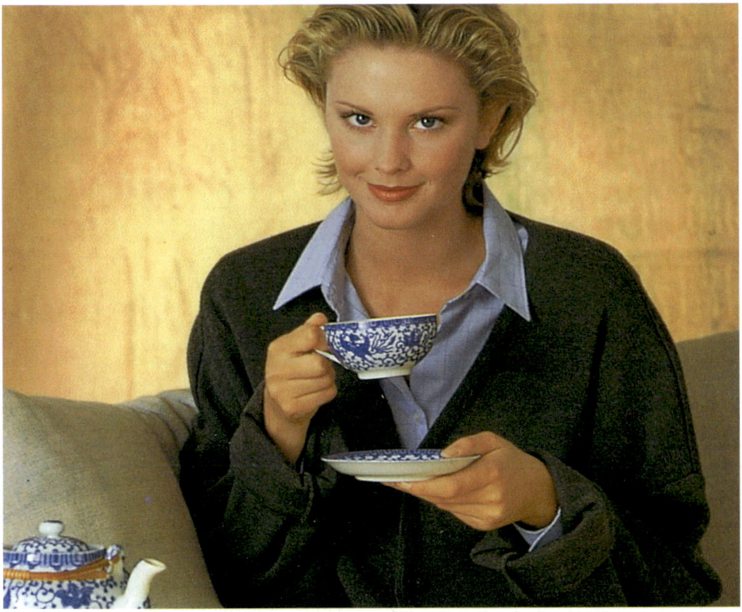

BELLAVISTA

Inhalt

Südamerikanischer Lebensgenuss pur!

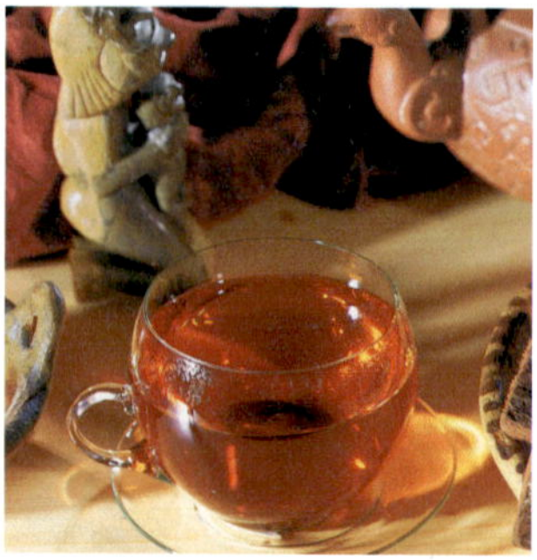

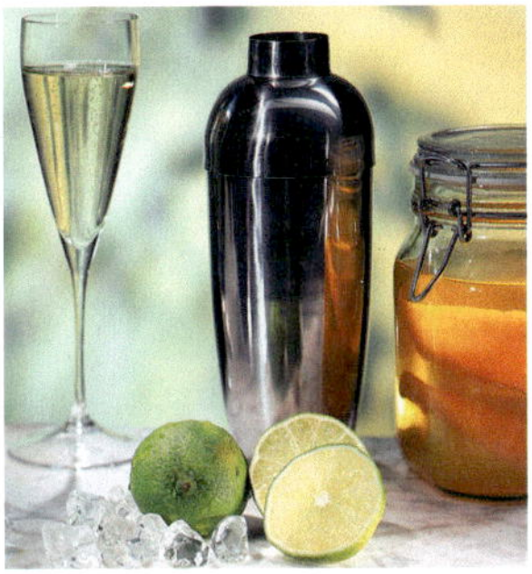

Der besondere Partygag – Sekt mit Kombucha.

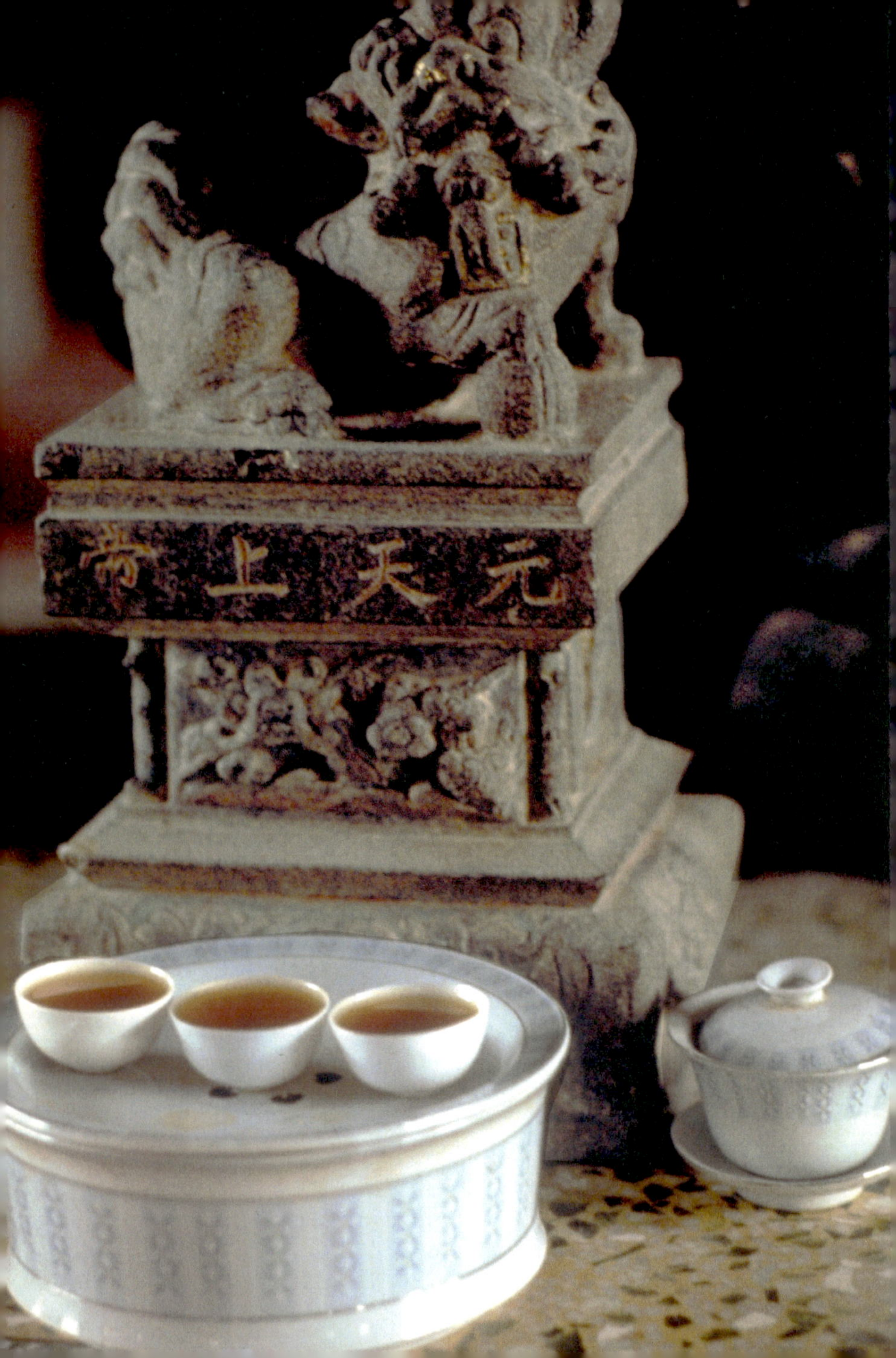
元天上帝

Neue Heiltees – seit langem bewährt

Die Heilkraft unserer Teekräuter ist seit langem bekannt und findet seit einigen Jahren wieder wachsendes Interesse. Sosehr wir ihre Wirkung schätzen, für viele Menschen haben Kräutertees einen bestimmten Beigeschmack: Wer sie trinkt, ist angeblich ein Gesundheitsapostel, den Freuden des Gaumens abhold, jedenfalls ist ihm seine Gesundheit letztlich wichtiger als der Genuss. Mit solchen Vorurteilen machen die neuen Heiltees endgültig Schluss. Einige dieser Tees sind sogar schon zu Manager- und Schickeriagetränken geworden, gewissermaßen nach dem Motto »Man gönnt sich ja sonst nichts«. Gönnen also auch Sie sich beides zusammen: Gesundheit und Genuss!

Internationale Tees

Spitzwegerich zur Linderung des Hustenreizes, Knoblauch zur Senkung der Blutfettwerte, Kamille gegen Entzündung und Birkenblätter zum Entwässern: Dies alles ist europäisches Wissen, jahrhundertelang gehütet und weitergegeben von Kräuterfrauen, Mönchen, Badern, Apothekern, Drogisten und Ärzten. Wir sind in der glücklichen Lage, dass wir den vorhandenen Reichtum durch Pflanzenschätze von anderen Kontinenten ergänzen können.

In diesem Buch werden Heiltees aus fast allen Erdteilen vorgestellt und erläutert. Diese Tees schmecken nicht nur wunderbar exotisch, sie haben auch eine ganz einzigartige gesundheitsfördernde Wirkung.

Von dem berühmten Arzt und Heilkundigen Paracelsus stammt der Satz: »Alle Wiesen und Matten, alle Berge und Hügel sind Apotheken.« Das gilt auch heute noch, und täglich werden neue Wirkstoffe entdeckt bzw. Medikamente entwickelt.

Teekultur ist ein Bestandteil vieler Kulturen: Genuss spielt dabei eine Hauptrolle.

Afrika, Asien, Südamerika, Europa

Dieses Buch präsentiert Ihnen die neuesten Heiltees, gibt Tipps für Einkauf und Lagerung sowie erste Hinweise, bei welchen Krankheiten welcher Tee ganz besonders gut hilft. Das bedeutet aber nicht, dass Teetrinken den Besuch beim Arzt ersetzt. Sie sollten vielmehr die ärztliche Therapie damit ergänzen. Und nach einigen Wochen, bei entsprechend konsequenter Anwendung und infolge einer umfassenderen Lebensumstellung, werden Medikamente vielleicht tatsächlich überflüssig. Wir wollen Ihre Neugierde wecken für:

Viele der neuen Heiltees lassen sich auch kombinieren. So kann man in Mate und grünem Tee Kombucha ansetzen oder Rotbusch- und Lapachotee zur äußerlichen Anwendung mischen.

- Grünen Tee vorwiegend aus Asien
- Lapacho- und Matetee aus Südamerika
- Den Teepilz Kombucha aus Asien
- Grünen Hafertee aus Europa
- Rotbuschtee aus Afrika

Jeder sein eigener Arzt?

Ob Akupressur, Aromatherapie, Heiltees, Yoga oder Tai Chi Chuan: Wir entwickeln wieder ein Gespür für den eigenen Körper, und wir geben die Verantwortung für unser Wohlergehen nicht sofort aus der Hand. Das hat große Vorteile für uns selbst, und nicht zuletzt trägt eine solche Einstellung vielleicht auch zur Genesung des Gesundheitswesens bei. Sie sollten aber auch nicht zu lange mit dem Arztbesuch warten.

- Zur Vorbeugung sind die natürlichen Mittel unübertroffen, da sie keine Nebenwirkungen haben.
- Fragen Sie bei einer ernsten Erkrankung Ihren behandelnden Arzt, ob es sinnvoll ist, die Therapie mit einem der Heiltees zu unterstützen. Mit großer Wahrscheinlichkeit wird er nichts dagegen einzuwenden haben.

Tee hilft nicht nur unserer Gesundheit

Viele Pflanzenwirkstoffe wurden inzwischen in Labors isoliert und synthetisch hergestellt. Am bekanntesten sind die Salizylsäure der Weidenrinde, die Herzglykoside des Fingerhuts, das Atropin der Tollkirsche, Chinin aus der Chinarinde und das Morphin des Schlafmohns. Die Forschung steht nicht still: Die Pharmakonzerne schicken Mitarbeiter, als Urlauber getarnt, z.B. nach Lateinamerika, um den Ureinwohnern ihre Geheimnisse zu entlocken und damit gute Geschäfte zu machen. Die eigentlichen Urheber des Wissens verdienen dabei keinen Pfennig.

Doch eigentlich bietet schon die ursprüngliche Pflanze alles, was wir für unsere Gesundheit brauchen, und bei der Teezubereitung greifen wir glücklicherweise auf Rohstoffe aus den angestammten Anbaugebieten zurück. Es sollte uns also nicht egal sein, dass wir mit Rotbuschtee auch die Wirtschaft in Afrika und mit Lapachotee diejenige in Lateinamerika fördern.

Wer Tee trinkt, führt dem Organismus viel Flüssigkeit zu. Zwei bis drei Liter Tee und Wasser täglich tun dem Körper gut.

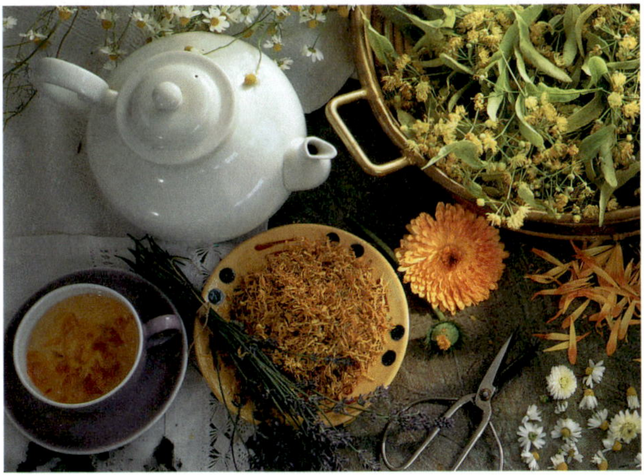

Jedes Land hat seinen Tee und das dazugehörige Wissen.

Wichtige Tipps vor dem Start

Teerituale sind bei uns heutigen Europäern nicht gerade ausgeprägt. Alles muss schnell gehen, und eigentlich darf das Zubereiten des Tees auch nicht länger dauern als das Einwerfen einer Tablette. Das ist gewiss falsch gedacht. Die Heilwirkung aller Tees beginnt schon bei der Zubereitung: Man muss sich ein wenig Zeit nehmen, muss ein wenig Abstand gewinnen, so dass unser Inneres sich glätten kann. Das ist der erste Schritt zu besserer Gesundheit. Darüber hinaus gibt es noch ein paar stoffliche Dinge zu beachten.

Spülen Sie die Teekanne nur mit klarem Wasser, nie mit Spülmittel, und wärmen Sie alle Gefäße mit heißem Wasser, bevor Sie sie benutzen.

Leitungswasser, Wasserfilter, Mineralwasser?

Die Qualität des Tees kann nur so gut sein wie die Beschaffenheit des verwendeten Wassers. Bestimmte Teeblätter (z. B. grüner Tee der Sorte Sencha) werden in ihrem mild duftenden Aroma durch kalkhaltiges Wasser empfindlich beeinträchtigt. Zunächst sollte man daher bei den lokalen Wasserwerken erfragen, welchen Härtegrad das Wasser hat. Bei extrem hohen Werten verwendet man mit Vorteil einen Wasserfilter. Gegen Kalk (Kalzium) ist an sich nichts einzuwenden, im Gegenteil, er ist ein lebenswichtiges Mineral. Bedenklich sind dagegen hohe Werte für Nitrat und Atrazin. Schutzmaßnahmen, wie sie in jüngerer Zeit vermehrt angeordnet wurden, greifen leider oft erst mit erheblicher zeitlicher Verzögerung. Um dennoch tolerierbare Werte zur Teezubereitung zu bekommen, hilft oft nur eine Mischung aus Leitungswasser und stillem Mineralwasser. Wenn Sie Bedenken wegen der Qualität des Wassers hegen, können Sie eine Probe aus Ihrem Hahn vom Labor für Wasserqualität in ihrer Stadt untersuchen lassen. Die Kosten belaufen sich auf etwa 15 EUR.

Trocken lagern

Tee muss lichtgeschützt und trocken in einem gut verschließbaren Gefäß aufbewahrt werden. Am besten eignen sich dazu kleine Kistchen aus Holz oder Porzellandosen.

▸ Entnehmen Sie die Teeblätter mit einem sauberen und trockenen Teelöffel aus dem Gefäß, lassen Sie den Löffel aber nicht darin zurück. Gerade mit Utensilien aus Aluminium kann es zu chemischen Reaktionen und damit zu Geschmacksveränderungen des Tees kommen.

▸ Tees sollte man kühl und trocken lagern, jedoch keinesfalls im Kühlschrank. Erstens ist es im Kühlschrank ziemlich feucht, und zweitens nimmt Tee schnell alle möglichen Kühlschrankgerüche an.

▸ Bedenken Sie bitte, dass offen verpackter Tee nur etwa 18 Monate haltbar ist. Schon früher aber büßt er einen Teil seiner Heilwirkung ein. Also: besser keine allzu großen Vorräte anlegen.

Mit der Entdeckung der Antioxidanzien und ihrer unersetzlichen Eigenschaften im menschlichen Zellstoffwechsel wurden Tees, in denen sie reichlich enthalten sind, nochmals wesentlich aufgewertet.

Die Herkunft ist entscheidend

Blatttees bestehen praktisch nur aus Oberfläche, und daran können sich Spritzmittelrückstände leicht anlagern. Wie sich zeigte, ist aber nur ein Bruchteil der Rückstände auch im Tee löslich. Außerdem hat die Forschung festgestellt, dass im Tee große Mengen an Radikalefängern wie z. B. Flavonoide enthalten sind, die Schadstoffe zu neutralisieren vermögen. Das Teeblatt selbst liefert also eine schützende Substanz gegen Spritzmittelrückstände.

Wer auf Nummer Sicher gehen will, sollte dennoch lieber zu Tee aus ökologischem Anbau greifen. Verglichen mit dem Preis, den wir für Medikamente zahlen, sind auch diese Tees geradezu billig.

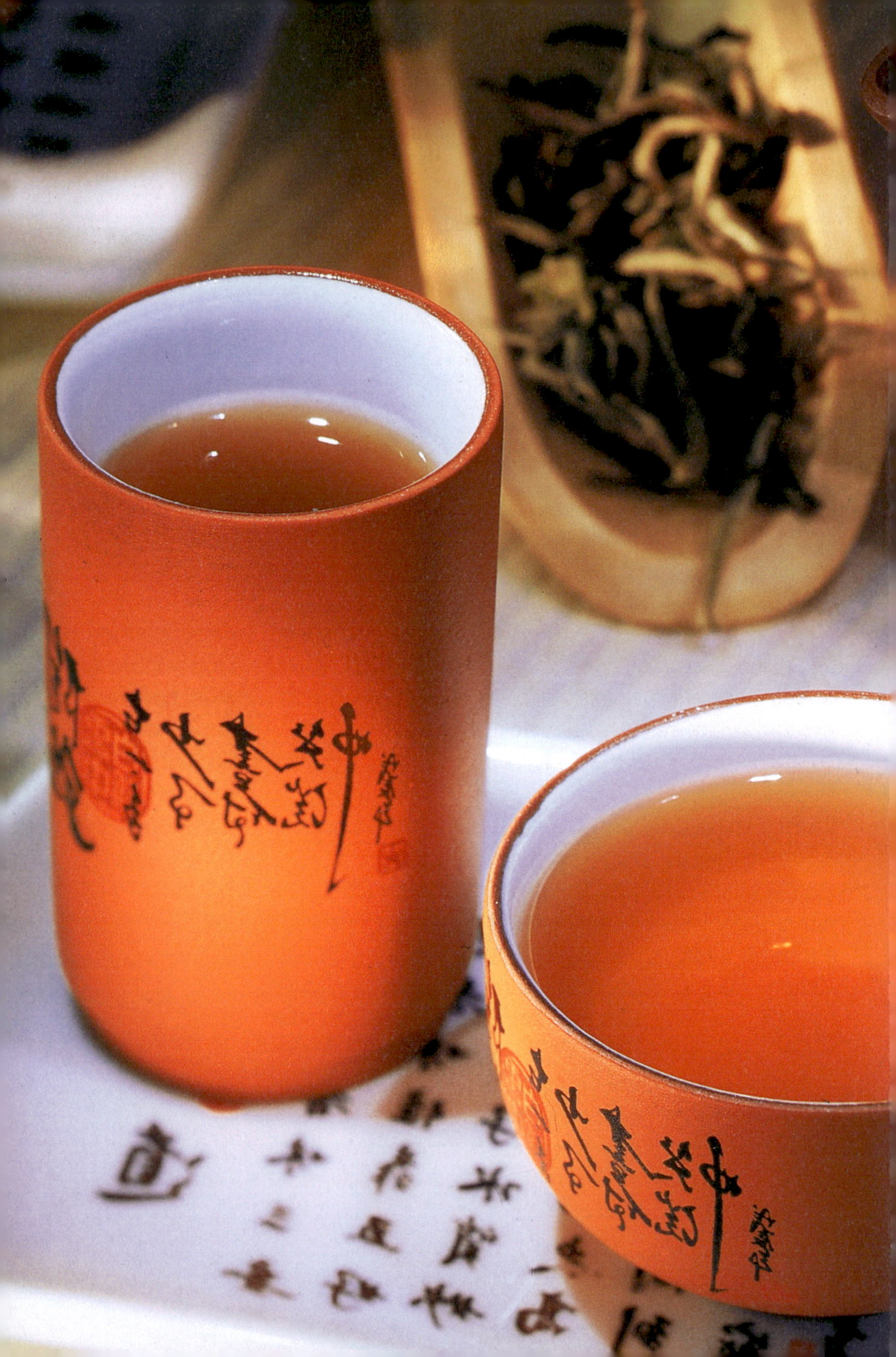

Grüner Tee – natürlich gesund

Grüner Tee, auch Grüntee genannt, ist ein Heil- und Genussmittel mit langer Tradition. Seine Inhaltsstoffe wirken positiv auf Gefäße, Herz und Kreislauf, auf die Verdauung und das Immunsystem und auch auf die Psyche. Im folgenden Kapitel erfahren Sie, wie Sie die wertvollen Inhaltsstoffe des grünen Tees für sich optimal nutzen können, was Sie bei der Zubereitung beachten sollten und welche verschiedenen Teesorten es gibt.

In Japan wird mit der Redewendung »Tee in sich haben« ein Mensch bezeichnet, der sein wahres Wesen gefunden hat. Schon allein daran erkennt man, dass in den asiatischen Ländern Teegenuss und Philosophie eng zusammengehören.

Unfermentierter Tee

Grüner Tee unterscheidet sich vom schwarzen Tee nicht seiner Herkunft nach, sondern nur in der Herstellung. Die Blätter stammen vom gleichen Teestrauch. Bei der Herstellung von schwarzem Tee nutzt man die Eigenschaft der Teeblätter, sich allmählich zu zersetzen. Bei diesem Fermentationsvorgang laufen chemische Prozesse ab, durch die bestimmte Gerbstoffe unwirksam werden. Koffein, das zuvor an Gerbstoffe gebunden war, wird frei und rasch verfügbar. Gleichzeitig entwickeln die Teeblätter durch Fermentation ihr für den schwarzen Tee typisches Aroma.

Umstellung für den Gaumen

Menschen, die den Geschmack von Kaffee, schwarzem Tee, Kakao und Schokolade lieben, werden von grünem Tee zunächst überrascht. Das ist ganz natürlich, schließlich kann der unfermentierte Tee kein zusätzliches Aroma entwickeln.

Grüner Tee wird in China und Japan täglich genossen: eine Tradition für Gesundheit und Gaumenfreude.

Doch schon bei der zweiten Kostprobe wird man Geschmack am grünen Tee finden und seinen feinen Nuancen nachspüren. Freunde herber Teesorten sind beispielsweise mit dem chinesischen Gunpowder gut bedient, während grüner Darjeeling und Assam vor allem denjenigen zusagen dürfte, die diese aparten Teesorten sonst schwarz trinken. Der frische Eigengeschmack des grünen Tees lässt sich nach Belieben mit etwas Milch oder Sahne verfeinern.

Gesundheitlicher Nutzen

Teepflanzen nehmen über ihre Wurzeln nicht nur Wasser und Nährstoffe, sondern auch schädliche Substanzen auf. Die Lichteinwirkung fördert einerseits das Wachstum, andererseits vorzeitiges Welken und Verderbnis. Vor all diesen schädlichen Einwirkungen versucht sich die Teepflanze durch ihre ganz spezifischen Inhaltsstoffe zu schützen. Ebendiese schützenden Substanzen gibt der unfermentierte grüne Tee in reiner Form an uns weiter. Auch in unserem Körper wirken sie zellschützend, fangen freie Radikale ein, verhindern vorzeitiges Altern, Gefäßkrankheiten und vermutlich sogar die Entstehung von Krebs.

Der Vorgang der Fermentation hat im Prinzip Ähnlichkeit mit dem Rostigwerden von Metall. Auch die Teeblätter verändern durch diese Oxidation ihre Farbe und werden bräunlich oder rot.

Was sind Antioxidanzien?

Der Fachausdruck für Sauerstoffmoleküle ist Oxide, und der Vorgang, mit dem sich instabile Sauerstoffmoleküle zu vervollständigen versuchen, heißt Oxidation. Biostoffe, die den Oxidationsvorgang verhindern und freie Radikale einfangen, nennt man Antioxidanzien. Als Radikalefänger wirken u. a. die Vitamine A, C und E, die Spurenelemente Selen, Zink, Mangan, Eisen und Kupfer sowie die Flavonoide.

Schutz vor freien Radikalen

Als freie Radikale bezeichnet man Atome bzw. Moleküle, die ein oder mehrere ungepaarte Elektronen besitzen und daher chemisch instabil sind. Radikale sind bestrebt, sich zu einem stabilen Atom oder Molekül zu ergänzen. Dazu rauben sie einer anderen, schon stabilen Verbindung das, was ihnen fehlt – nämlich ein Elektron. Radikale sind manchmal so aggressiv, dass sie Elektronen regelrecht heraussprengen und damit die Zellen schädigen oder sogar zerstören.

Zahlreiche Teesorten

Der Teestrauch mit seinen hellen Blüten, seinen holzigen Früchten und dunklen Blättern ist sehr anspruchsvoll: Er verträgt keinen Frost, benötigt eine mittlere Jahrestemperatur von etwa 18 °C, große Niederschlagsmengen (jedoch keinen sumpfigen Boden) und viele Stunden Sonne täglich. Über 130 Teesorten werden im Handel angeboten, der überwiegende Teil stammt aus Japan und China.

- In China lässt man die frischen Blätter leicht anfermentieren. Durch anschließendes Rösten in großen Pfannen wird dieser Prozess unterbrochen, und es entwickelt sich der typische Röstgeschmack. Die grüne Farbe bleibt erhalten.
- In Japan wird überhaupt nicht fermentiert. Die frisch gepflückten Blätter werden über Wasserdampf gehalten, so dass die Fermentation unterbleibt.

In Deutschland wird jährlich etwa 40-mal mehr schwarzer Tee als grüner Tee getrunken. Das ist zumindest unter gesundheitlichen Aspekten schade. Man kann zum Eingewöhnen anfangs schwarze und grüne Blätter mischen.

Sagenhaft in der Wirkung

Grüner Tee ist ein sehr altes Heilmittel. Weit zurück reichen daher auch die ersten Erzählungen. So soll vor über 4700 Jahren der chinesische Kaiser Shen Nong buchstäblich durch Zufall den grünen Tee entdeckt haben, als ein paar Blätter in seinen Topf mit abgekochtem Wasser fielen. Der Kaiser war begeistert, und grüner Tee wurde sein Lieblingsgetränk. In Japan erzählt eine Legende, dass der heilige Dharma beim Meditieren mit dem Schlaf kämpfte und sich aus Ärger darüber die Augenlider abschnitt und fortwarf. Dort, wo sie auf die Erde fielen, wuchsen zwei Teesträucher. Der Dharma probierte von den grünen Blättern, und auch er war begeistert. Noch heute wird in der japanischen Schrift für »Tee« und »Augenlid« dasselbe Zeichen verwendet.

Die Koffeinanteile der einzelnen Sorten variieren beträchtlich. 100 Milliliter Tee enthalten beim Mount Fuji: 46 Milligramm Koffein; beim Gunpowder: 36 Milligramm Koffein; beim Bancha: 13 Milligramm Koffein.

Wertvolle Inhaltsstoffe

Immer neuen Wirkstoffen kommt die Wissenschaft auf die Spur, und immer neue Zusammenhänge werden entdeckt. Oft müssen Erkenntnisse auch revidiert werden. So mancher zuvor für giftig oder wertlos gehaltene Stoff wird inzwischen zu den bioaktiven Substanzen gezählt und gilt – bei entsprechend geringer Dosierung, wie sie durch die natürlichen Lebensmittel ohnehin gewährleistet ist – als unentbehrlicher Bestandteil im großen Gefüge des Stoffwechsels. Bestes Beispiel für eine solche Substanz sind die auch im grünen Tee enthaltenen Saponine (siehe Seite 20).

Gebundenes Koffein

Eine Tasse grüner Tee enthält rund 60 Milligramm Koffein. Schwarzer Tee enthält deutlich weniger, dennoch wirkt er stärker anregend und aufputschend. Was sind die Gründe?

- Durch die Fermentation, die der schwarze Tee durchlaufen hat, werden die Gerbstoffe chemisch verändert – das Koffein ist schneller verfügbar.

▸ Im grünen Tee ist das Alkaloid Koffein an Gerbstoffe gebunden. Dadurch wird es erst allmählich freigesetzt. Seine Wirkung setzt langsamer ein und hält länger an. Diese Wirkung macht den grünen Tee zum idealen Frühstückstee. Die am stärksten stimulierende Wirkung entsteht, wenn man den Tee nur zwei Minuten ziehen lässt. Danach entfalten sich allmählich alle Aromastoffe, der Tee wird vollmundiger.

Gerbstoffe

Gerbstoffe haben nicht nur die Funktion, Koffein zu binden. Mindestens ebenso wichtig ist ihre beruhigende Wirkung auf die Schleimhäute von Magen und Darm. Schädlichen Bakterien entziehen sie den Nährboden, indem sie die für den Bakterienstoffwechsel benötigten Proteine in Substanzen umwandeln, die von den Mikroorganismen nicht mehr für ihren eigenen Stoffwechsel verwertet werden können.

Die Gerbstoffe von grünem Tee haben sich auch bei entzündlichen und nervlich bedingten Magen-Darm-Störungen bestens bewährt. Und nicht zu vergessen die äußerliche Anwendung: Wer die Haut regelmäßig mit Tee einreibt, gerbt sie auf milde Weise und macht sie widerstandsfähiger gegen schädliche Einflüsse.

Jeder hat schon erlebt, dass man nach einer Magen- oder Darmverstimmung als erstes den gerbstoffhaltigen schwarzen Tee verträgt. Auch nach Operationen beginnt die Aufbaukost meist mit Kamillen- und schwarzem Tee.

Theophyllin und Theobromin

Die Substanzen Theophyllin und Theobromin zählen zu den Alkaloiden. Sie wirken harntreibend, gefäßerweiternd und regen die Herztätigkeit an. Asthmatiker schätzen das Theophyllin als Medikament. Da es die Bronchien erweitert und die glatte Muskulatur der Atemorgane entspannt, kann es bei beginnender Atemnot einen Asthmaanfall verhindern. Theophyllin ist auch in schwarzem Tee enthalten.

Mineralstoffe und Spurenelemente

Medikamente gegen Sodbrennen (sie heißen Antazida) enthalten meist Kalziumkarbonat, Magnesiumhydroxid oder Aluminiumhydroxid bzw. eine Kombination dieser Substanzen. Doch anders als bei der Einnahme vom Medikamenten muss der Teetrinker keine Nebenwirkungen befürchten.

- Sowohl schwarzer Tee als auch grüner Tee enthalten große Mengen Aluminium. Dieser Mineralstoff gilt zu Recht als giftig, doch nur, wenn er in größerer Menge aufgenommen und über die Darmschleimhaut resorbiert wird. Bei Tee beträgt die Resorptionsquote nur ein bis drei Prozent. Schädliche Wirkungen sind dadurch so gut wie ausgeschlossen, es stehen im Gegenteil die positiven Einflüsse im Vordergrund. So kann Aluminium im Magen überschüssige Säure puffern und ist dadurch ein hochwirksames Medikament bei Sodbrennen und Reizungen der Magenschleimhaut.
- Fluor ist unentbehrlich für die Gesundheit von Zähnen und Knochen. Grüne Teeblätter enthalten (ebenso wie schwarzer Tee) ungewöhnlich große Mengen Fluor. Dieses Material kann den Zahnschmelz vor Säure- und Bakterienangriffen schützen. Sofern man auch fluorreiches Wasser verwendet, hat Karies kaum noch eine Chance. Wer viel grünen und schwarzen Tee trinkt und auf eine sorgfältige Zahnhygiene achtet, hat nachweislich weniger Kariesprobleme.
- Ein Liter grüner Tee deckt etwa die Hälfte des täglichen Manganbedarfs. Dieses Spurenelement ist am Aufbau von Bindegewebe, Knorpel und Knochen beteiligt. Es aktiviert eine Vielzahl von Enzymen und wird daher für wichtige Stoffwechselprozesse benötigt. Ein spezielles Enzym ist die Superoxiddismutase. Es hat antioxidative Wirkung, und für seine Bildung ist neben Kupfer und Zink auch Mangan erforderlich. Außerdem spielt Mangan eine wichtige Rolle in der Vorbeugung und Heilung von Osteoporose (Knochenbrüchigkeit), denn es sorgt dafür, dass Kalzium ganz gezielt in den Knochen eingebaut wird.

Vitamin C

Die unfermentierten Teeblätter enthalten eine ungewöhnlich große Menge an Vitaminen, die beim Aufgießen ins Teewasser übertreten. An erster Stelle steht hier das Vitamin C. Es ist sehr hitzeempfindlich, und das ist auch der Grund, weshalb man grünen Tee nicht mit kochendem Wasser zubereitet, sondern das Wasser nach dem Sieden auf etwa 80 °C abkühlen lässt (siehe Seite 22).

In Zeiten erhöhter Erkältungsgefahr ist eine ausreichende Vitamin-C-Zufuhr besonders wichtig.

▶ Vitamin C (Askorbinsäure) ist eines der Antioxidanzien und deshalb wichtig für Zellschutz und Krebsvorbeugung. Es stabilisiert das Immunsystem und hilft bei der Vorbeugung und Behandlung von Infektionskrankheiten. Außerdem unterstützt es die Fettverdauung sowie die Wundheilung und wirkt als Muntermacher bei Leistungsschwäche. Gerade in Kombination mit dem mild wirkenden Koffein fördert grüner Tee die Konzentrationsfähigkeit und wird speziell von »Kopfarbeitern« sehr geschätzt.

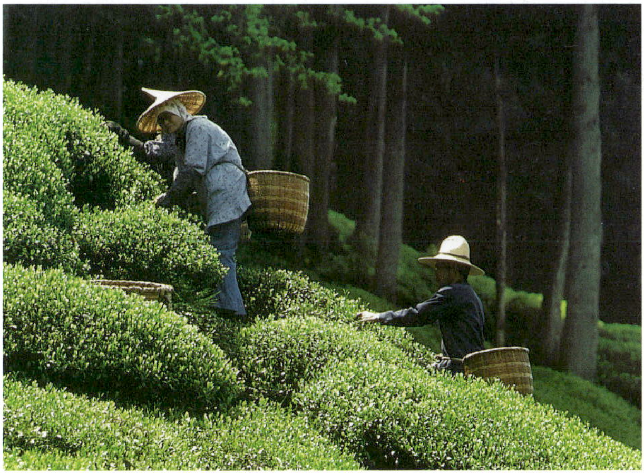

Weitläufige Teeplantagen sind in asiatischen Ländern ein vertrautes Bild.

Vitamine der B-Gruppe

B-Vitamine gelten generell als Nervenvitamine. Die Vielzahl der im grünen Tee enthaltenen Vitamine dieser Gruppe steigert zusätzlich dessen positive Wirkung auf das Konzentrations- und Denkvermögen. Vitamin B1 (Thiamin) stärkt die Nervenzellen und wird auch zur Übertragung von Nervenreizen benötigt. Vitamin B2 (Riboflavin) fördert den Stoffwechsel und damit die Bereitstellung von Energie. Vitamin B3 (Niazin) unterstützt den Aufbau von Haut und Schleimhaut sowie den Gehirn- und Nervenstoffwechsel. Vitamin B5 (Pantothensäure) hilft bei der Regeneration von Haut und Nerven und verhindert ein vorzeitiges Ergrauen der Haare.

B-Vitamine finden sich auch reichlich in Nüssen und Kernen. Leider enthalten diese Nahrungsmittel aber große Mengen Fett. Grüner Tee dagegen bietet Genuss ohne Reue.

Bioflavonoide

Bioflavonoide (kurz Flavonoide genannt) kommen vor allem in den Randschichten und Schalen, d.h. an der Oberfläche der Pflanzen vor. Durch sie versucht sich die Pflanze vor schädlichen äußeren Einflüssen zu schützen. Teeblätter bestehen fast nur aus Oberfläche und haben daher einen besonders hohen Gehalt an Flavonoiden. Sie kommen dem menschlichen Organismus in vielfacher Weise zugute:

- Sie reduzieren im Blut das »schlechte« LDL- zugunsten des »guten« HDL-Cholesterins. Dadurch fördern sie die Durchlässigkeit der Blutgefäße und senken den Blutdruck.
- Sie hemmen die Entwicklung und Vermehrung von Krankheitskeimen (antimikrobielle Wirkung).
- Sie regulieren das Immunsystem, schützen die einzelne Zelle (antioxidative Wirkung) und hemmen möglicherweise die Entstehung von Krebs (antikanzerogene Wirkung).

▶ Sie verhindern die Bildung von Blutgerinnseln, die oft Auslöser eines Infarkts sind (so genannte antithrombotische Wirkung).

Epigallocatechingallat

Die Substanz Epigallocatechingallat (EGCG) gehört – so wie die Bioflavonoide auch – zur Gruppe der Polyphenole.

▶ EGCG hat blutgerinnungshemmende Eigenschaften, ganz ähnlich wie die Azetylsalizylsäure (im Aspirin®). Es verhindert die unerwünschte Verklumpung von Blutplättchen, die im ungünstigsten Fall ein Blutgefäß verschließt und zum Infarkt führt. Wegen dieses in natürlichen Lebensmitteln selten vorkommenden Wirkstoffs ist grüner Tee ein wertvolles Mittel zur Vorbeugung gegen Herz-Kreislauf-Erkrankungen.

▶ In einer japanischen Studie konnte außerdem belegt werden, dass EGCG die Entstehung von Lungenkrebs hemmt.

▶ Es verhindert Zahnfäule, indem es die Enzyme einer ganz bestimmten Karies auslösenden Bakterienart (Streptococcus mutans) hemmt. Grüner Tee ist also nicht nur durch seinen Fluorgehalt, sondern auch wegen des EGCG wichtig für den Schutz der Zähne und des Zahnfleischs.

▶ Es bekämpft Viren, und zwar nicht nur Grippe- und Influenzaviren. Sogar das HI-Virus (Auslöser von AIDS) wird in seiner Wirkung eingeschränkt. EGCG findet daher in der Behandlung von AIDS-Patienten Anwendung. Hierzu wurde der Stoff jedoch chemisch isoliert und synthetisch hergestellt. Eine AIDS-Behandlung mit grünem Tee wäre keinesfalls ausreichend. Als Schutz vor Grippeviren ist grüner Tee jedoch hervorragend geeignet.

Reich an Flavonoiden sind auch grüne Blattsalate, Grünkohl, Brokkoli, Orangen und Grapefruits (hier speziell die weiße Haut, die leider oft abgeschält wird). Weil bei der Herstellung von Rotwein die Traubenschalen erst spät vom Most abgefiltert werden, ist auch Rotwein ein wichtiger Lieferant von Flavonoiden.

Saponine

Saponine (von lateinisch »sapo« = Seife) bilden in einer Flüssigkeit Schaum, daher der Name. Diese Stoffe sind als regelrechte Cholesterinjäger sehr wertvoll. Ihre Aufgaben sind folgende:

- Saponine binden im Darm das Nahrungscholesterin. Damit verhindern sie, dass es ins Blut übertritt. Sie fangen bestimmte Gallensäuren ein, die dann nicht wieder in das Verdauungssystem gelangen, sondern ausgeschieden werden. So müssen also in den Leberzellen neue Gallensäuren gebildet werden. Dafür benötigt die Leber Cholesterin, und der Cholesterinspiegel im Blut sinkt.
- Saponine hemmen das Wachstum von Pilzen und anderen schädlichen Mikroorganismen, indem sie deren fetthaltige Zellwände aufknacken. Diese Eigenschaft kommt vor allem bei äußerlicher Anwendung zum Tragen, denn in unserem Darm sind die Saponine hauptsächlich mit den Nahrungsfetten beschäftigt. In der Behandlung von Fußpilz und anderen Hautpilzerkrankungen ist grüner Tee dank seines Saponingehalts eine echte Alternative.

Entscheidend ist auch bei den Saponinen die Dosis. Nähme man zu viel davon zu sich, so würden die Saponine, wenn kein Cholesterin mehr zur Verfügung steht, die roten Blutzellen angreifen. Diese Gefahr ist aber bei Teekonsum und normaler Ernährung praktisch nicht vorhanden.

Aminosäuren und ätherische Öle

Eher gering ist im grünen Tee der Gehalt an Aminosäuren und ätherischen Ölen. Dennoch ist deren Wirkung nicht zu unterschätzen. Die Aminosäuren puffern und verzögern zusammen mit den Gerbstoffen die Wirkung des Koffeins. Ätherische Öle machen den typischen Geruch und Geschmack des Tees aus. So kommt es, dass grüner Tee mild stimuliert und dabei das seelische und körperliche Gleichgewicht stabilisiert. Genießen Sie also den Duft des Tees in der Tasse!

Tipps für Einkauf und Zubereitung

Grüner Tee stammt hauptsächlich aus Japan und China. Indien und Sri Lanka haben sich traditionellerweise auf die Produktion von schwarzem Tee spezialisiert. Die einzelnen Teesorten können in ihrem Koffeingehalt stark variieren. So enthalten z. B. Grüner Assam und Gunpowder viel Koffein, Bancha hat dagegen nur wenig. Alle drei Sorten eignen sich in Hinblick auf Geschmack und Preis auch für Einsteiger. Darüber hinaus sind auch die Sorten Chun Mee, Gu Zhang Mao Jian, Jasmintee mit Blüten oder Sunflower-Jasmintee zum Ausprobieren empfehlenswert.

In Japan wird fast ausschließlich grüner Tee hergestellt und getrunken. In China macht grüner Tee immerhin noch 80 Prozent der gesamten Teeherstellung aus.

Preis und Qualität

Der Kilopreis für grünen Tee beträgt zwischen 18 und 200 EUR. Die Nuancen edler Sorten erschließen sich aber dem Einsteiger nicht unbedingt. Tees mit einem Kilopreis von über 50 EUR können Sie sich deshalb getrost für später vorbehalten. Andererseits werden in Supermärkten oft Mischungen angeboten. Auch diese Ware ist nicht unbedingt zu empfehlen. Teefachgeschäfte, Apotheken, Reformhäuser und viele Direktvertriebsfirmen dagegen geben sich viel Mühe bei der Auswahl des Sortiments. An diese Händler sollte man sich als Teetrinker und -trinkerin bevorzugt wenden.

Offen oder im Beutel?

- Ein Aufguss mit losen Blätter ist qualitativ am besten, da sich das Aroma voll entfalten kann.
- Wenn Sie – z. B. am Arbeitsplatz – nur mit Beuteln hantieren wollen, greifen Sie besser auf das Angebot des Fachhandels als auf das des Discounts zurück.

Ein lieblicherer Tee beim zweiten Aufguss

Nicht nur Vitamin C reagiert empfindlich auf falsche Lagerung, auch andere Inhaltsstoffe gehen verloren.

Grüner Tee kann bis zu viermal aufgegossen werden. Je hochwertiger die Blätter sind, desto besser schmeckt der erste Aufguss und desto aromatischer sind auch noch die weiteren Aufgüsse. Manch billiger Tee erweist sich bei diesem Verfahren im Nachhinein als teuer: Die nachfolgenden Aufgüsse schmecken nur noch schal.
Der Koffeingehalt nimmt bei den weiteren Aufgüssen ab, aber dieser Effekt ist oft sogar erwünscht. In China ist es üblich, grünen Tee und halbfermentierten Tee vor dem Trinken zu »waschen«. Dazu wird er wie gewohnt zubereitet, der erste Aufguss aber schon nach 30 Sekunden abgegossen und weggeschüttet, um einen lieblicheren Tee zu erhalten. Außerdem trinkt man dort den Tee »vom Blatt«, d.h., die Blätter werden nicht abgeseiht, sondern bleiben in der Kanne.

Achten Sie auch darauf, dass der Tee wirklich grün ist; braune Blätter sind ein Zeichen für mindere Qualität.

Klassische Zubereitung von grünem Tee

- Wärmen Sie Kanne und Tassen mit kochend heißem Wasser vor.
- Kochen Sie das Teewasser auf, und lassen Sie es dann einige Minuten auf ca. 80 °C abkühlen.
- Geben Sie die Teeblätter in die vorgewärmte Kanne: pro Tasse 1 gestrichenen Teelöffel und bei mehr als 5 Tassen zusätzlich 1 Teelöffel für die Kanne. Übergießen Sie die Blätter mit dem heißen Wasser.
- Soll der Tee eher anregend sein, so lassen Sie ihn 3 bis 5 Minuten ziehen. Soll die anregende Wirkung eher zurücktreten, lassen Sie ihn 5 bis 8 Minuten ziehen.
- Dieselben Blätter können in gleicher Weise noch ein zweites, drittes und viertes Mal aufgegossen und jeweils nach etwa 5 Minuten abgeseiht werden.

In China gelten beim Teetrinken folgende Regeln:

- Der erste Aufguss für den Geschmack
- Der zweite Aufguss für den Genuss
- Der dritte Aufguss für das Auge
- Der vierte Aufguss für die Entspannung

Umgekehrt ist es in Japan üblich, gerade den ersten Aufguss, der nur 60 bis 90 Sekunden gezogen hat, wegen seiner besonders anregenden Wirkung zu trinken. Stark anregend wirkt auch der japanische Matchtee, der kurz vor der Verwendung in einer Steinmühle pulverisiert und im Rahmen einer Teezeremonie zubereitet wird.

Man sollte generell lernen, Wichtiges von Unwichtigem zu unterscheiden. Sportliche Betätigung, kombiniert mit Entspannungstherapie und Teegenuss, sorgt für Distanz, inneres Gleichgewicht und Wachheit.

Die Weisheit des Tees

In Mitteleuropa muss häufig alles ganz schnell gehen, und wenn wir uns schlecht fühlen, »werfen wir eine Tablette ein«, um möglichst rasch wieder am hektischen Alltagsgetriebe teilnehmen zu können. Der Teetrinker, die Teetrinkerin nimmt für einige Minuten bewusst Abstand von diesem Rummel. »Tee hilft uns, den Lärm der Welt zu vergessen«, schrieb ein chinesischer Philosoph. Die innere Sammlung schafft ein Gefühl der Ruhe und wirkt sich damit positiv auf das körperliche Wohlbefinden aus. Im grünen Tee stecken also nicht nur wertvolle Inhaltsstoffe, sondern auch ein Teil fernöstlicher Lebensweisheit.

Richtig lagern

Kaufen Sie grünen Tee in einer luftdichten Verpackung, und bewahren Sie ihn trocken in einer dicht verschließbaren Dose auf. Dank seines hohen Gehalts an Antioxidanzien ist grüner Tee gut haltbar. Weil er im Lauf der Zeit aber doch an medizinischer Wirksamkeit einbüßt, sollte man ihn spätestens nach 18 Monaten aufgebraucht haben.

Chronische Müdigkeit

Immer mehr Menschen klagen über ständige Müdigkeit, Abgeschlagenheit und Konzentrationsstörungen. Nachts schlafen sie unruhig, und morgens stehen sie schwer auf. Ohne aufputschende Getränke kommen sie gar nicht in Schwung. Im Arbeitsalltag merken sie, wie sie gereizt und ungeduldig reagieren oder aber völlig teilnahmslos sind. Es fällt ihnen schwer, bei Scherzen locker mitzulachen. Oft kreisen düstere Gedanken im Kopf. Abends fühlen sie sich erschöpft und innerlich leer – gleichzeitig unruhig und bedroht. Es ist weder Energie noch Freude da für irgendwelche Unternehmungen. Oft leiden die Betroffenen zudem an Kopf- und Muskelschmerzen, Schwindelgefühl oder Empfindungsstörungen. In einer späteren Phase werden auch banale Verrichtungen des Alltags wie Duschen, Ankleiden oder Einkaufen zu einem Problem.

Das CFS ist eine zwar umstrittene, doch inzwischen auch in der Fachwelt anerkannte Krankheit. 1988 wurde sie erstmals von amerikanischen Wissenschaftlern ausführlich beschrieben.

Was sich dahinter verbirgt

Eine der häufigsten Ursachen für das chronische Erschöpfungssyndrom (Chronic Fatigue Syndrome, abgekürzt CFS) ist anhaltender Stress und seelische Überlastung. Dies kann bis zu Angstneurosen und Depressionen führen. Es kommt dabei viel weniger darauf an, welchen körperlichen und seelischen Belastungen eine Person tatsächlich ausgesetzt ist, als darauf, wie sie auf Disstress reagiert. Weitere mögliche Ursachen sind Mangelernährung oder bestimmte Virusinfektionen. So tragen etwa 80 Prozent der Menschen das Epstein-Barr-Virus in ihrem Körper, doch nur, wenn das Immunsystem geschwächt ist, kann das Virus aktiv werden. Flavonoide und andere bioaktive Substanzen stärken das Immunsystem und lassen das Virus nicht zum Zug kommen.

So hilft grüner Tee

Ätherische Öle regen die Sinne an und erhöhen das Wahrnehmungsvermögen. Gleichzeitig wirken sie leicht dämpfend, so dass nicht jeder Reiz beantwortet wird. Das Koffein in Grüntee wirkt nicht so stark und rasch wie das im Kaffee, dafür aber länger – er sorgt für eine gleichmäßige Wachheit. Grüner Tee enthält außerdem relativ viel Thiamin, das den Kohlenhydratstoffwechsel mobilisiert und damit eine gleichmäßige Zuckerversorgung des Gehirns unterstützt.

Vielleicht trägt schon eine Ernährung mit viel frischem Obst, Salaten und Gemüse zu mehr Vitalität bei. Bei Sorgen und seelischen Problemen können Gespräche mit einem Psychologen zu Klarheit und neuer Zuversicht führen.

Grüner Tee, klassisch

Gießen Sie 2 Teelöffel grüne Teeblätter mit 2 Tassen heißem Wasser auf, und lassen Sie den Tee 4 Minuten ziehen. Trinken Sie den ersten Aufguss morgens und noch 3 weitere Aufgüsse aus denselben Blättern bis zum Nachmittag. Geben Sie entweder den Saft von 1 frisch gepressten Zitrone oder etwas Milch hinein. Wer auf schwarzen Tee ganz und gar nicht verzichten kann, sollte ihn zumindest zur Hälfte mit grünem Tee mischen. Insbesondere als Morgentee wirkt diese Mischung anregend, aber nicht aufregend.

Nachmittagsgedeck für Schreibtischmenschen

Bereiten Sie nachmittags Ihren zweiten und dritten Grünteeaufguss. Essen Sie dazu auf kleine Portionen verteilt eine Banane. Die Banane liefert dem Organismus Kohlenhydrate, die leicht verdaulich sind und nicht ermüden. Die Wirkstoffe im grünen Tee sorgen dafür, dass diese Kohlenhydrate auch gut verwertbar sind. Verzichten Sie lieber auf Schokolade, denn dieser Zuckerschub hält nur ganz kurz an. Auch sollte das Mittagessen nicht allzu üppig sein.

Arteriosklerose und Bluthochdruck

Arteriosklerose, Bluthochdruck (Hypertonie), erhöhte Cholesterinwerte im Blut und Altersdiabetes zählen alle zu den so genannten Zivilisationskrankheiten. Sie treten oft zusammen auf und haben auch ähnliche Ursachen: Übergewicht, Bewegungsmangel, Rauchen und Fehlernährung.

In der Einschätzung des Blutdrucks wird zwischen systolischem Wert (Zahl vor dem Schrägstrich) und diastolischem Wert (Zahl nach dem Schrägstrich) unterschieden.

Wenn Betroffene nichts gegen die schädigende Lebensweise unternehmen, erleiden Sie möglicherweise einen Herzinfarkt oder Schlaganfall. Es ist wichtig, dass sie Einsicht in ihre ungesunden Lebensgewohnheiten gewinnen und sie langfristig zu verändern suchen.

Eine schädliche Spirale

Ab einem Wert von 140/90 mmHg spricht man von leicht erhöhtem Blutdruck, bei Werten von 160/105 mmHg von massivem Bluthochdruck. Raucher, Übergewichtige und Menschen mit erhöhten Blutfettwerten haben ein deutlich größeres Risiko, unter Bluthochdruck zu leiden. Hypertonie macht sich zunächst gar nicht oder nur mit harmlos scheinenden Beschwerden wie Schwindel, Kopfschmerzen oder Sehstörungen bemerkbar.

Leider werden die meisten Patienten erst aufmerksam, wenn die Krankheit schon weit fortgeschritten ist und Organschäden an Herz, Gehirn oder in den Beinen auftreten. Durch den ständigen starken Druck auf die Gefäße wird deren »Innenbeschichtung« angegriffen. An kleinsten Verletzungen oder Geschwüren lagern sich Fettsubstanzen und Kalkkristalle an, es bildet sich vermehrt Bindegewebe, das Gefäß wird enger: So entsteht Arteriosklerose. Um aber das Blut durch ein zu enges Gefäß zu pumpen, muss der Körper wiederum den Blutdruck erhöhen.

Erhöhte Blutfettwerte – die Hauptursache

Erhöhte Cholesterinwerte sind eine der Hauptursachen von Arteriosklerose, Bluthochdruck oder Herzinfarkt. Dabei ist Cholesterin zunächst einmal ein wichtiger Baustein für die menschlichen Körperzellen und Grundstoff für viele körpereigene Substanzen. Cholesterin ist eine fettähnliche Substanz, die im Blut mit Hilfe von Eiweiß transportiert wird. Man unterscheidet zwischen einer positiv (HDL) und einer negativ (LDL) wirkenden Form von Transporteiweiß.

▸ HDL kann sogar überschüssiges Cholesterin aus der Zelle mitnehmen und zum Abbau in die Leber transportieren.

▸ LDL ist das krank machende Cholesterin. Entscheidend ist bei der Laboruntersuchung also nicht nur das Gesamtcholesterin, sondern der jeweilige Anteil von LDL und HDL.

Der Quotient aus Gesamtcholesterin und HDL sollte bei Männern unter 4,6 und bei Frauen unter 4,0 liegen.

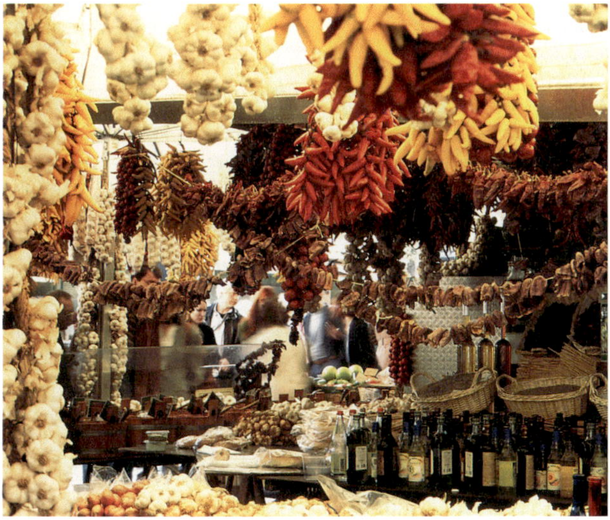

Die Natur bietet vielfältige Möglichkeiten, unsere Gefäße zu schützen.

So hilft grüner Tee

Grüner Tee zügelt den Appetit und hilft speziell übergewichtigen Menschen beim Abnehmen. Grüner Tee allein reicht allerdings nicht aus, um das Körpergewicht zu reduzieren. Dazu führt längerfristig nur eine Ernährungsumstellung.

Die Schulmedizin verfügt über stark wirkende Medikamente zur Senkung der Blutfette (Lipidsenker) und zur Senkung des Blutdrucks. Bei nur leicht erhöhten Werten wird man zunächst versuchen, durch gesundes Essen und körperliche Bewegung eine Normalisierung herbeizuführen.

Bioflavonoide, Epigallocatechingallat (EGCG) und Saponine im grünen Tee regulieren den Fettstoffwechsel, verhindern Fettablagerungen an den Gefäßwänden und verbessern die Fließeigenschaften des Bluts. Kombucha verstärkt diese Wirkung, weil die im Kombuchatee enthaltenen Mikroorganismen die Cholesterinablagerungen an den Gefäßwänden in eine leichter lösliche Form überführen, die dann vom Organismus abgebaut und ausgeschieden werden kann (siehe Seite 80). Das Koffein in grünem Tee ist an Gerbstoffe gebunden und wird nur langsam freigesetzt. Ein plötzliches Ansteigen des Blutdrucks ist nicht zu befürchten.

Endlich für sich selbst einstehen

Eine konsequente Umstellung der Lebensgewohnheiten ist essenzieller Bestandteil jeder Therapie: mehr Bewegung, Aufhören mit dem Rauchen, eine fettarme Kost mit viel Obst und Gemüse. Doch sollte man auch die psychische Seite beachten. Hypertonikerpersönlichkeiten laden sich oft zu viele Pflichten auf und sind der Lastesel für andere. Häufig haben sie zudem Probleme, sich in Konkurrenz zu behaupten. Früher wurden Arteriosklerose und Bluthochdruck als typische Managerkrankheiten angesehen. Heute weiß man, dass sehr viel häufiger Menschen aus den unteren sozialen Schichten betroffen sind, Menschen, die sich selten erfolgreich für ihre Interessen einzusetzen vermögen.

Abstand nehmen – Tee trinken

Natürlich kann man berufliche oder private Probleme nicht allein durch Teetrinken lösen. Aber eine symbolische Bedeutung hat das Zubereiten und Sich-Zeit-Lassen durchaus. Denn gerade für Hochdruckpatienten ist es wichtig, dass sie endlich einmal lockerlassen, ihren Tatendrang bremsen, eine Verschnaufpause einlegen und ruhig werden. Teetrinken kann innerlich wie äußerlich glättend wirken. Grüner Tee ist deshalb nicht nur seiner Wirkstoffe wegen gesund, sondern kann auch auf der geistigen und seelischen Ebene bei der Lebensbewältigung helfen.

Nur leicht erhöhte Blutdruckwerte versucht man durch Gewichtsreduktion, Ausdauersport und angemessene Ernährung zu senken. Das bedeutet, dass man tierische Fette (Fleisch, Wurst, Eier, Milch und Milchprodukte) stark einschränken muss.

Statt Kaffeefrühstück

Versuchen Sie es einmal so: Übergießen Sie 2 Esslöffel grünen Tee mit 1/2 Liter heißem Wasser (etwa 80 °C), und lassen Sie den Tee 5 Minuten ziehen. Trinken Sie diese Portion morgens anstatt des üblichen Kaffees. Im Lauf des Tages können Sie dieselben Teeblätter in gleicher Weise noch 3-mal aufgießen (oder Sie füllen die folgenden Aufgüsse in eine Thermoskanne und nehmen sie mit zur Arbeit).

Statt der üblichen Brötchen mit Butter und Wurst bereiten Sie sich ein Haferflockenmüsli mit Banane und anderem Frischobst zu, oder Sie belegen ein paar Scheiben Knäckebrot mit vegetarischem Aufstrich.

Bei Diabetes mellitus

- Die Inhaltsstoffe von grünem Tee verzögern die Zerlegung von Mehrfachzucker in Einfachzucker.
- Dies hat für Diabetiker den Vorteil, dass der Blutzuckerspiegel nicht so rasant nach oben geht.

Magen-Darm-Probleme

Appetitlosigkeit, Bauchschmerzen, Übelkeit, Erbrechen, plötzlicher Durchfall: Unbekömmliches versucht der Organismus so schnell wie möglich wieder loszuwerden. Grüner Tee hilft dem Körper bei der kurzzeitigen Entgiftung. Er kann bei chronischen Störungen, die vom Arzt behandelt werden müssen, unterstützend getrunken werden.

Günstig bei Sodbrennen sind die Teesorten Japan Bancha, China Lung Ching und China Sencha.

Sodbrennen

Nach einem üppigen, fettreichen oder scharf gewürzten Essen müssen viele Menschen aufstoßen. Medizinisch gesprochen ist das Sodbrennen eine Refluxkrankheit, d. h., saurer Mageninhalt fließt aus dem Magen zurück in die Speiseröhre. Sodbrennen ist nicht immer harmlos, vor allem kann es die empfindliche Schleimhaut der Speiseröhre irreparabel schädigen.

Basisch statt sauer

- Trinken Sie regelmäßig zu den Mahlzeiten grünen Tee, verzichten Sie aber auf den ersten Aufguss, sondern »waschen« Sie den Tee (siehe Seite 22). Er wird dadurch für den empfindlichen Magen noch bekömmlicher.
- Säure bildende Nahrungsmittel wie Kaffee, Colagetränke, Limonade, fette Saucen, fettes Fleisch und Süßigkeiten sowie scharfe Gewürze wie Cayennepfeffer oder Paprika fördern Sodbrennen. Stattdessen sollte man sich lieber an die basischen Lebensmittel halten. Das sind neben grünem Tee vor allem Kartoffeln, Naturreis, Bananen, Karotten und die meisten anderen Obst- und Gemüsearten. Starke alkoholische Getränke können Sodbrennen ebenfalls verschlimmern. Man sollte sie durch grünen Tee ersetzen.

Reizmagen und Gastritis

Alkohol, falsche Ernährung, bestimmte Medikamente wie beispielsweise Antibiotika und Schmerzmittel sowie seelische Belastungen machen dem Magen zu schaffen. Oft kann sich hinter Magenschmerzen auch ein Geschwür (Ulkus) oder eine Magenschleimhautentzündung (Gastritis) verbergen.
Nach neueren Erkenntnissen ist das Bakterium Helicobacter pylori Auslöser von vielen dieser Störungen. Es ist sehr aggressiv und kann selbst im extrem sauren Milieu des Magens überleben.

Eines wurde mit der Entdeckung des Bakteriums Helicobacter pylari auch deutlich: Viele Menschen tragen es unbemerkt in sich, und nur, wenn durch äußere oder innere Faktoren das Gleichgewicht gestört ist, kann das Bakterium aktiv werden. Beugen Sie daher vor!

So hilft grüner Tee

Grüner Tee beruhigt die Magenwände und entspannt die Magenmuskulatur. Er ist ein alkalisches Getränk, kann also Säuren puffern (Kaffee dagegen ist ein Säurebildner!). Die Gerbstoffe binden Eiweißsubstanzen in der Magenschleimhaut, so dass sie von schädlichen Magenbakterien nicht mehr verwertet werden können. Grüner Tee stabilisiert auch das Immunsystem – Helicobacter pylori kann dann, auch wenn bereits eine Infektion erfolgt ist, nicht aktiv werden.

Zubereitung und Anwendung

- Trinken Sie grünen Tee als Tischgetränk zu Ihren Mahlzeiten. Schütten Sie jedoch den ersten Aufguss (3 Minuten ziehen lassen) weg, und lassen Sie die folgenden Aufgüsse je 5 bis 8 Minuten ziehen. Auf diese Weise lösen sich vermehrt die schleimhautschützenden Gerbstoffe im Wasser.
- Besonders magenfreundlich ist der Bancha-Tee aus Japan mit seinen Untersorten Gyokura, Bancha und Sencha.

Durchfall

Akuter Durchfall (Diarrhö) wird meistens entweder durch eine Infektion, verdorbene Nahrungsmittel oder durch psychische Belastung bei Stress hervorgerufen. Sehr oft ist er begleitet von Übelkeit, Erbrechen und Bauchschmerzen. Chronische Diarrhö liegt vor, wenn die Durchfälle länger als zwei Wochen anhalten oder periodisch wiederkehren. Mögliche Ursachen für dieses lästige Übel sind Reizdarm, Nahrungsmittelunverträglichkeit, Morbus Crohn, chronische Bauchspeicheldrüsenentzündung, Colitis ulcerosa, Zöliakie und Divertikulitis. Auch bestimmte Medikamente wie Antibiotika, Herz- und Schmerzmittel können Durchfall auslösen. Bei großem Verlust von Flüssigkeit und Mineralien besteht die Gefahr von Austrocknung und Kreislaufschwäche bis hin zum Kreislaufschock.

Bei Durchfall, der länger als drei Tage andauert, sollte man zum Arzt gehen. Ebenso bei schwerem Krankheitsverlauf mit Fieber oder blutigem Stuhl.

So hilft grüner Tee

- Die Gerbstoffe im grünen Tee schützen und kräftigen die Schleimhaut. Sie entziehen Krankheitserregern buchstäblich den Nährboden, indem sie im Darm Eiweiße in eine chemische Verbindung umwandeln, die von den Keimen nicht mehr verwertet werden kann. Außerdem ziehen sie Wasser aus dem Stuhl.
- Vitamin C, Saponine und Flavonoide wirken entzündungshemmend und antibiotisch.
- Am wichtigsten ist ein ausreichender Flüssigkeitsersatz durch Tee, stilles Mineralwasser oder Suppenbrühe. Günstig sind Pektine (in geraspelten Äpfeln, gekochten Heidelbeeren oder pürierten Bananen), weil sie im Darm Flüssigkeit binden.
- Trinken Sie nur den zweiten Teeaufguss, den Sie 5 Minuten lang ziehen lassen.

Bronchialasthma

Asthma bronchiale ist eine chronische Atemwegserkrankung mit periodisch auftretenden Atemnotanfällen. Die Bronchialmuskulatur ist verengt und verkrampft, die Bronchialschleimhaut entzündet und geschwollen, der Bronchialschleim ist eingedickt. Nicht so sehr das Einatmen, sondern vor allem das Ausatmen ist behindert. Der Anfall wird begleitet von hörbarem Pfeifen und keuchender Ausatmung. Man kennt folgende Ursachen:

- Allergien
- Infekte
- Anstrengung
- Schmerzmittel
- Innere (intrinsische) Ursachen

Endogenes, also ohne äußere Ursachen auftretendes Asthma ist die mit Abstand am häufigsten vorkommende Form. Hinter der Fachbezeichnung »endogen« verbirgt sich leider die Erkenntnis, dass man die genauen Ursachen und Auslöser nicht kennt.

Theophyllin – auch im Tee enthalten

Theophyllin ist ein Wirkstoff, der von der Schulmedizin auch als Medikament in Form von Trinkampullen oder als Inhalationsspray verabreicht wird. Es erweitert die Gefäße und die Bronchien, steigert den Atemimpuls, entspannt die so genannte glatte Muskulatur, die hauptsächlich die Eingeweideorgane, also auch die Lunge, bewegt, und es hemmt die Freisetzung bestimmter Botenstoffe, die den Asthmaanfall in Gang setzen.

Ärztliche Betreuung ist unerlässlich

Bronchialasthma muss gründlich und kontinuierlich behandelt werden, denn die Atemnot kann lebensgefährlich werden. Auf die Medikamente der Schulmedizin sollten Asthmapatienten nicht eigenmächtig verzichten. Hingegen kann man während der beschwerdefreien Zeit versuchen, mit natürlichen Mitteln eine Kräftigung der Atemwege herbeizuführen. Allergiker sollten genau darauf achten, wann und wo ihre Erkankung auftritt.

Autogenes Training und Hatha-Yoga können bei Asthmatikern eine Besserung der Beschwerden bewirken.

- Längere Klimakuren an der Nordsee wirken sich oft sehr positiv auf den allgemeinen Gesundheitszustand aus und verringern damit die Asthmabereitschaft.
- Atemübungen können sehr hilfreich sein. Wichtig ist eine völlige Entspannung. Um eine gute Atemtechnik zu erlernen, besucht man am besten einen Kurs bei einem Physiotherapeuten.
- Um einen objektiven Anhaltspunkt für ihren Gesundheitszustand zu haben, sollten Asthmapatienten regelmäßig den so genannten Peakflow messen und die Werte in einem Asthmatagebuch notieren. Entsprechende Geräte gibt es in der Apotheke.
- Trinken Sie täglich mindestens 1 Liter grünen Tee, und zwar in Form aller vier Aufgüsse. Der Tee wirkt einer Bronchialverengung ähnlich entgegen wie die Theophyllin-Depotpräparate, die der Arzt verordnet. Das A und O ist aber die rechtzeitige, d. h. vorbeugende Anwendung, denn wenn der akute Anfall bereits auftritt, helfen nur noch stärkere Medikamente.

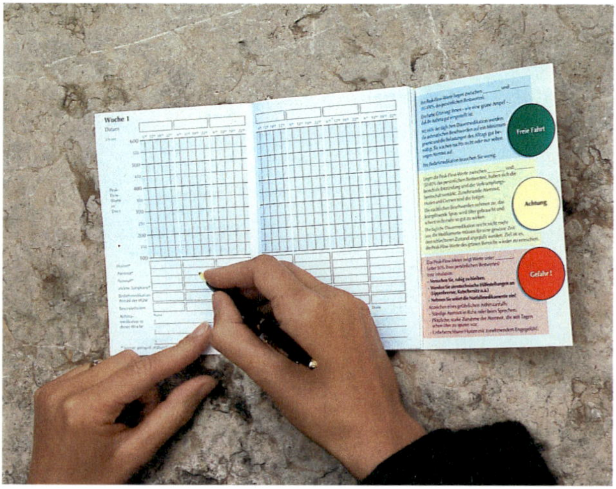

Theophyllin aus grünem Tee hat schon vielen Betroffenen geholfen. Durch objektive Messungen und Protokollieren kann dies jeder selbst nachvollziehen.

Krebsvorbeugung mit grünem Tee?

Unser Körper befindet sich in einem ständigen Wandel und Prozess der Erneuerung. Täglich sterben alte Zellen ab, und täglich werden neue Zellen nach einem vorgegebenen Plan, dem genetischen Code, wieder aufgebaut. Dabei können Fehlbildungen auftreten, die beim Gesunden jedoch unbemerkt wieder korrigiert werden. Im ungünstigsten Fall vermehrt sich eine fehlgesteuerte Zelle und bildet ihren eigenen Zellverband: Eine Geschwulst bzw. ein so genannter Tumor entsteht. Während der gutartige Tumor das Organgewebe unversehrt lässt, wirkt der bösartige Tumor als Krebsgeschwulst absolut zerstörerisch.

Flavonoide und andere bioaktive Substanzen, Vitamin A, C und E sowie die Spurenelemente Selen, Zink, Mangan, Kupfer und Eisen können die zellschädigenden Stoffwechselradikale einfangen und unschädlich machen. Sie spielen deshalb in der Krebsvorbeugung eine enorm wichtige Rolle.

Angriff auf die Zellen

Man weiß inzwischen, dass bestimmte äußere Einflüsse, beispielsweise eine erhöhte Strahlenbelastung, Umweltgifte oder Rauchen, das Krebsrisiko erhöhen. Diese Einflüsse setzen in unserem Körper Millionen aggressiver Stoffwechselradikale frei (siehe Seite 12). Rasches Altern der Zellen, vorzeitiger Zelltod oder Entartung von Zellen zu Krebszellen kann die Folge sein.

Warnsymptome

Es besteht ein großer Unterschied zwischen übertriebener, panischer Selbstbeobachtung und berechtigter Sorge um seine Gesundheit. Die folgenden Symptome haben oft eine ganz harmlose Ursache, können aber auch ein erster Hinweis auf eine Krebserkrankung sein. Zögern Sie in diesen Fällen nicht, die Ursache von einem Arzt abklären zu lassen. »Abwarten und Teetrinken« wäre verantwortungslos, denn die einzige Chance bei Krebs ist ein möglichst frühes Erkennen, nämlich:

> Krebs auslösende Stoffe nennt man Initiatoren. Im Unterschied dazu sind die Promotoren zunächst unschädlich; unter ihrem Einfluss kann sich jedoch eine Zelle, die bereits erbgutgeschädigt ist, schneller vermehren. Zu den bekanntesten Promotoren zählen tierische Fette und Alkohol. Biostoffe dagegen bieten einen wirksamen Schutz vor zellschädigenden Substanzen.

- Zunahme des Halsumfangs, Verdickung oder Verhärtung im Bereich der Schilddrüse
- Flecken auf der Haut, die nicht genau umgrenzt sind, schnell an Umfang zunehmen, sich blauschwarz verfärben, eine höckerige Oberfläche bekommen oder zu bluten beginnen
- Chronische Verstopfung, chronischer Durchfall oder Wechsel aus Durchfall und Verstopfung bzw. Blut im Stuhl
- Unklare und unbeabsichtigte Gewichtsabnahme, chronische Übelkeit und Erbrechen
- Chronischer Husten oder blutiger Auswurf, einseitig blutiger Schnupfen
- Chronische Heiserkeit und Schluckbeschwerden
- Blut im Harn
- Bei Frauen: Zwischenblutungen, Knotenbildung in der Brust
- Bei Männern: häufiges, erschwertes Wasserlassen, spontaner Harnabgang, Verhärtung im Bereich des Hodens

So hilft grüner Tee

Grüner Tee ist kein Krebsmedikament. Dank seiner einzigartigen Wirkstoffkombination spielt er jedoch in der Vorbeugung eine wichtige Rolle. Auch bei schon bestehender Tumorerkrankung kann man regelmäßig grünen Tee trinken, um eine Ausbreitung der Geschwulst und die Bildung von Tochtergeschwülsten (Metastasen) zu hemmen.

- Vitamin C aktiviert das Immunsystem und wirkt als Radikalefänger. Es wird bereits im Magen freigesetzt und schützt in besonderem Maß vor Magenkrebs.
- Flavonoide sind ebenfalls Radikalefänger. Sie schleusen schützende Enzyme in die Zellen ein und können

Sogar gegen Nitrosamine

Grüner Tee bietet sogar einen gewissen Schutz vor den Krebs auslösenden Nitrosaminen, die der Organismus aus nitratreichen Speisen (Räucherfleisch, belastetes Gemüse, Schmelzkäse, Fertiggerichte) in Verbindung mit Nahrungseiweiß bildet. Einen optimalen Schutz erhält man, wenn man grünen Tee unmittelbar nach der Mahlzeit trinkt.

die »Landeplätze« für Krebszellen blockieren. Sie helfen insbesondere bei der Vorbeugung gegen Brustkrebs, Magen- und Dickdarmkrebs.

- Saponine verringern das Risiko, an Dickdarmkrebs zu erkranken.
- Epigallocatechingallat (EGCG) verhindert die Entstehung von Lungenkrebs. Es wirkt nicht nur über das Blut, sondern auch über die Atemluft direkt an den Lungenbläschen.
- Mangan und Zink, zwei Spurenelemente mit antioxidativer Wirkung, spielen für den Zellschutz eine wichtige Rolle.

Die Menschen werden immer älter. Steigende Krebsraten haben also nicht nur mit der größeren Umweltbelastung, sondern auch mit dem höheren Lebensalter zu tun. Wer auch im Alter gesund sein will, sollte auf umfassende Vorbeugung (Prophylaxe) achten.

Vorbeugung und unterstützende Behandlung

Übergießen Sie 2 Teelöffel Grünteeblätter mit 250 Milliliter heißem Wasser, lassen Sie den Tee 5 Minuten ziehen, und trinken Sie den ersten Aufguss morgens zum Frühstück. Bereiten Sie in gleicher Weise mit denselben Teeblättern (eventuell geben Sie jeweils ein paar frische hinzu) 3 weitere Aufgüsse. Zur Vorbeugung und unterstützenden Behandlung sollten täglich mindestens 1, besser 2 Liter grüner Tee getrunken werden. Raucher, denen es sehr schwer fällt aufzuhören, sollten aus der Zigarettenpause wenigstens gleich noch eine Teepause machen. In Japan, wo bestimmte Krebsarten sehr viel seltener vorkommen als bei uns, ist grüner Tee ein anerkanntes Mittel zur Krebsvorsorge.

Hautschutz und Zahnpflege

Aus vielen Hautpflegemitteln der Kosmetikindustrie ist grüner Tee kaum mehr wegzudenken, denn seine Radikalefänger kommen auch bei äußerlicher Anwendung der Haut zugute. Ob Umweltgifte oder übermäßige UV-Strahlung: Bestimmten Einflüssen kann man kaum aus dem Weg gehen. Wichtig ist es aber, die Haut möglichst zu kräftigen und zu schützen. Grüner Tee hat in dieser Hinsicht zwei wichtige Eigenschaften:

- Seine Inhaltsstoffe versorgen die obersten Hautschichten mit Feuchtigkeit und unterstützen die Eigenregulation.
- Die Wirkstoffe können zwar UV-Strahlen nicht aus dem Sonnenlicht filtern, sie verhindern jedoch ein vorzeitiges Altern und Welken.

Es gibt zwei Arten von UV-Strahlen: UV-A gilt als Hautbräuner; UV-B kann schnell zu entzündlichen Hautveränderungen führen.

Sonnenschutz mit grünem Tee

Bei normaler Sonneneinwirkung bilden die Zellen der Unterhautschicht den Farbstoff Melanin in ausreichender Menge. Melanin färbt die Oberhaut und lässt sie dicker werden, so dass sich der Körper selbst vor schädlichen UV-Strahlen schützen kann. Hellhäutige Menschen bilden deutlich weniger Melanin als Brünette und Dunkelhäutige und erleiden deshalb viel rascher einen Sonnenbrand.

- Grüner Tee speichert Wasser im Hautgewebe und mindert dadurch die Austrocknung der Haut. Trinken Sie nach dem Sonnenbad möglichst viel grünen Tee, vor allem vom zweiten und dritten Aufguss.

▶ Bei Hautrötungen lindern Gerbstoffe, Flavonoide und Vitamin C äußerlich den Schmerz und die Entzündungsreaktion.

▶ Dass intensive Sonnenbestrahlung Hautkrebs fördert, ist bekannt. Vermeiden Sie unbedingt zu lange andauernde und zu häufige Sonnenbäder, und verzichten Sie auf den Besuch im Solarium.

Durch Sonneneinstrahlung werden vermehrt Radikale freigesetzt, die den Alterungsprozess beschleunigen und Hautkrebs verursachen können. Die Inhaltsstoffe von grünem Tee wirken auch äußerlich als Radikalefänger.

Eiswürfel

Geben Sie abgekühlten grünen Tee in eine Eiswürfelform, und lassen Sie ihn erstarren. Streichen Sie die geröteten Hautstellen vorsichtig mit den Eiswürfeln ein.

Après-Soleil-Auflage mit grünem Tee

Übergießen Sie 1 Teelöffel Grünteeblätter mit 100 Milliliter warmem Wasser (ca. 80 °C), und lassen Sie den Tee 5 Minuten ziehen. Dann verrühren Sie den Tee mit 250 Gramm Quark zu einer homogenen Masse. Stellen Sie diese Mischung etwa 20 Minuten in den Kühlschrank. Streichen Sie die Masse dann dünn auf ein Leinentuch, und legen Sie es auf die geröteten Stellen. Die Auflage sollte 20 bis 30 Minuten liegen bleiben. Wechseln Sie sie, sobald die Quarkmasse warm wird. Diese Anwendung erfolgt mindestens 2-mal täglich.

Haut- und Gesichtspflege

Haare, Haut und Schleimhäute reagieren sehr empfindlich auf Wind, Kälte, Trockenheit, auf chemische oder mechanische Belastung. Auch Schlafmangel, Bewegungsmangel, Stress, Fehlernährung und ein Mangel an Vitaminen, Mineralien und Biostoffen führen zu Veränderungen von Haut und Haaren. Nur ein Bruchteil der Nährstoffe gelangt von außen in die Haut, in erster Linie wird sie von innen genährt. Ein gesunder Stoffwechsel und eine intakte Verdauung machen die Haut von innen schön: Parallel zu den äußerlichen Anwendungen sollten Sie daher täglich grünen Tee trinken.

Reinigungsmilch

Gießen Sie 1 Esslöffel grünen Tee mit 2 Esslöffeln heißem Wasser auf, und lassen Sie den Tee 5 Minuten ziehen. Dann mischen Sie 1 Eigelb, 1 Esslöffel Traubenzucker und 50 Milliliter Weizenkeimöl mit dem kalten Tee. Die Milch morgens und abends auf Gesicht und Hals auftragen und mit lauwarmem Wasser abspülen.

Statt grünem Tee kann man bei fettiger Haut auch einen Aufguss aus Arnika, Gänseblümchen, Kamille, Lindenblüten, Melisse, Ringelblume, Salbei oder Zinnkraut verwenden, bei trockener Haut einen Aufguss aus Kamille, Lavendel, Ringelblume, Schafgarbe oder Rosenblüten.

Gesichtsmaske

Verrühren Sie 3 Esslöffel Weizenkeime mit 1 Esslöffel Honig, und mischen Sie diese Paste mit 125 Milliliter grünem Tee. Die Maske auf die saubere Haut auftragen und nach 20 Minuten mit warmem Wasser abwaschen.

Grüner-Tee-Lotion für trockene Haut

Schmelzen Sie 10 Gramm Lanolin, 3 Milliliter Wollwachsalkohol (Emulsion aus Wollwachs und Alkohol) 30 Milliliter Vaselineöl, und 1 Teelöffel Tween 80 (ölige Flüssigkeit, die Lotionen cremig macht) im Wasserbad, und erhitzen Sie die Flüssigkeit auf 70 °C. Bereiten Sie gleichzeitig 100 Milliliter grünen Tee aus 2 Teelöffeln Tee. Nach 5 Minuten abseihen und der Lanolinmasse beifügen. Gründlich glattrühren und in eine dunkle Flasche abfüllen. Zur Reinigung der Haut mit einem Wattepad auftragen und sanft einmassieren.

Zähne und Zahnfleisch

Meist sind Bakterien die Ursache für Erkrankungen der Zähne und des Zahnfleischs. Viele Menschen leiden an Zahnfleischentzündung (Gingivitis), die durch bakteriellen Zahnbelag entsteht. Wenn sie chronisch wird, spricht man von Parodontitis bzw. Parodontose. Zahnfleischbluten ist fast immer ein Hinweis auf Zahnfleischentzündung. Das Zahnfleisch löst sich vom Zahn und bildet Taschen, die einen idealen, feuchtwarmen Nährboden für Keime bilden. Obwohl der Zahnschmelz die härteste Substanz im menschlichen Körper ist, kann auch er durch Bakterien zerstört werden.

Über 90 Prozent der Erwachsenen leiden an Karies.

Haushaltszucker wirkt Karies auslösend, weil er in der Mundhöhle ein Milieu herstellt, in dem die Fäulnisbakterien gut gedeihen. Der Zucker verbindet sich mit den Bakterien zu Glukanen, die durch den Speichel nicht weggespült werden. Auf dem Zahn bilden sich bakterienhaltige Beläge (Plaques). Wie eine Mauer verhindern sie die Mineralstoffaufnahme aus dem Speichel, so dass es zu einem Mineraldefizit im Zahnschmelz kommt.

So hilft grüner Tee

Epigallocatechingallat (EGCG) hemmt das Wachstum schädlicher Bakterien. Gerbstoffe wirken entzündungshemmend sowie zusammenziehend (adstringierend) und kräftigen das Zahnfleisch. Essen Sie viel frisches Obst und Gemüse, vor allem Südfrüchte wie Kiwis, Orangen und Zitronen. Massieren Sie Ihr Zahnfleisch öfter mit den Fingerspitzen, und verwenden Sie Zahnpaste mit einem Fluoridzusatz.

Putzen Sie zweimal täglich, noch besser nach jeder Mahlzeit, die Zähne mit einer weichen Zahnbürste, und reinigen Sie die Zahnzwischenräume mit Zahnseide.

Mundspülung mit grünem Tee

Übergießen Sie 3 Teelöffel grünen Tee mit 1 Tasse heißem Wasser, und lassen Sie den Tee 5 Minuten ziehen. Mischen Sie den Tee mit dem Saft und Fruchtfleisch von 1/2 Zitrone, und spülen Sie damit den Mund. Machen Sie außerdem den klassisch zubereiteten grünen Tee zu Ihrem Hausgetränk.

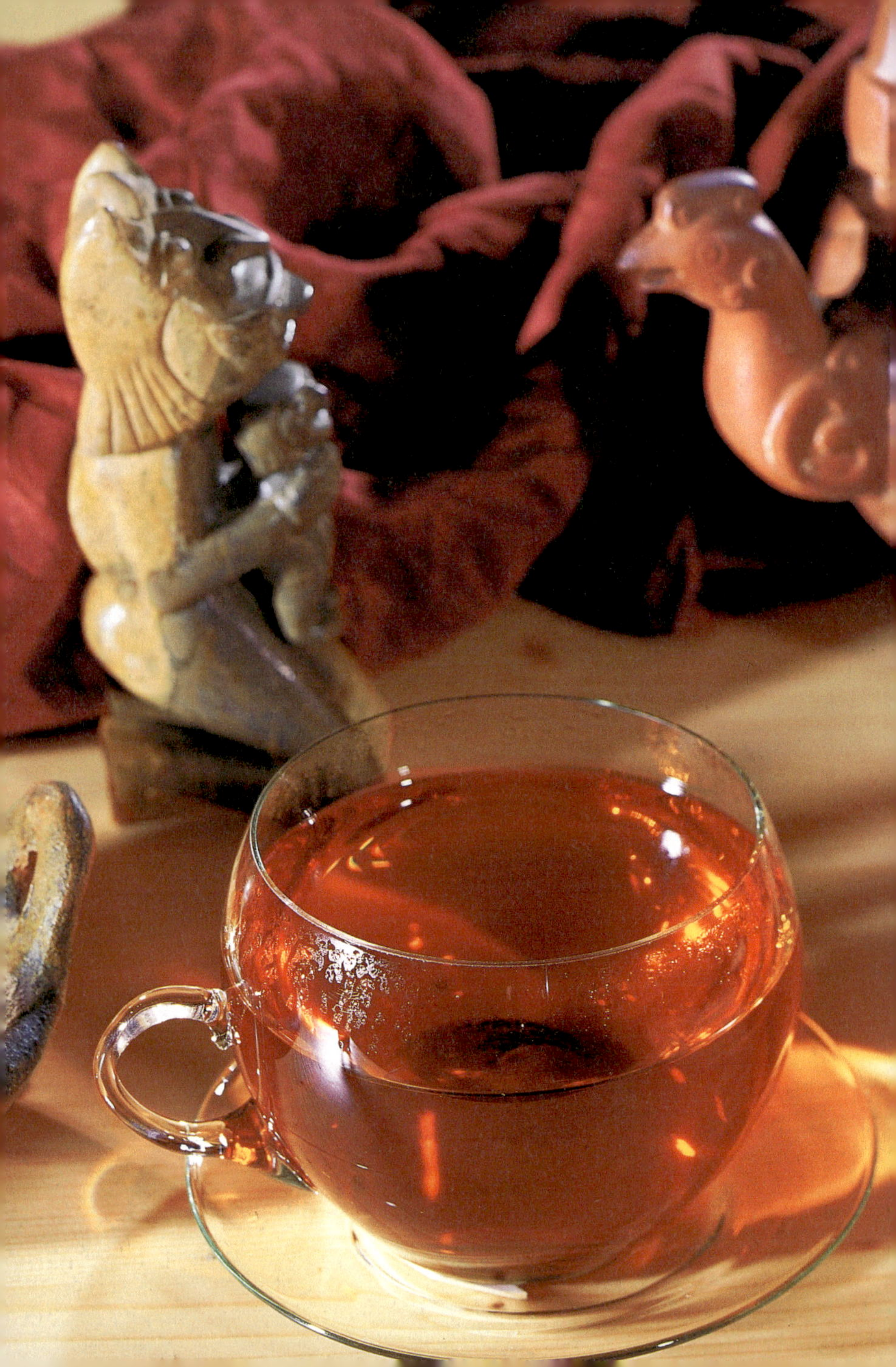

Lapachotee – seit langem bewährt

Lapachotee wird aus der Rinde des Lapachobaums (Tabebuia avellanedae) gewonnen, der in den tropischen Regenwäldern zwischen Argentinien und Mexiko zu Hause ist. Leider ist das in Brasilien beliebte Getränk bei uns noch ziemlich unbekannt, obwohl es gut schmeckt und der Gesundheit in besonderem Maß zuträglich ist. Schon die Inkas und – was kaum bekannt ist – die nach Südamerika vorgedrungenen Wikinger nutzten seine Heilkräfte, und moderne Laboruntersuchungen bestätigen nun, was frühere Heilkundige aus Erfahrung wussten: Lapachotee enthält eine besonders wertvolle Kombination an Inhaltsstoffen, die seine einzigartige Wirkung ausmachen.

Nicht nur chemische Stoffe, auch Menschen in einem Team können synergetisch zusammenarbeiten und dadurch mehr erreichen als jeder für sich allein.

Ein Synergieeffekt für die Wirkung

Der südamerikanische Tee aus den dünnen, rotbraunen Rindenstücken des Lapachobaums ist auch unter Namen wie Pau d'Arco, Paoheebo, Taheebo, Ipé Roxo, Bow Stick, Ipes oder Inkatee bekannt. Was in Analysen von Lapacho als erstes auffällt, ist sein überdurchschnittlich hoher Mineraliengehalt:

- Ein Kilogramm Lapachorinde enthält ungefähr 45 Gramm Kalzium, 250 Milligramm Eisen und 180 Milligramm Kalium.
- Darüber hinaus nimmt man bei Lapacho so genannte Synergieeffekte an, d.h., bestimmte Substanzen steigern, vervielfachen oder verlängern in Kombination mit entsprechenden Partnern ihre heilende Wirkung.

Lapachotee – geheimnisvolles Getränk der alten Inkakultur.

Rund 20 seltene chemische Verbindungen

Aus dem Extrakt der inneren Rinde des Lapachobaums konnten bisher etwa 20 seltene chemische Verbindungen isoliert werden, darunter die Aromastoffe Vanillin und Anisaldehyd, die für Lapacho ebenfalls charakteristischen Naphthalinabkömmlinge sowie:

- 5- und 8-Hydroxyderivate
- p-Hydroxybenzoesäure
- Veratrumaldehyd
- Eudesminsäure
- 6-Hydroxymellein
- Veratrumsäure

Insbesondere von Veratrumaldehyd und Veratrumsäure weiß man, dass sie das Immunsystem stimulieren und die Abwehrkräfte stärken.

Lapachol – eine stärkende Substanz

Lapachol ist in der Natur ein rarer Wirkstoff, der sich in der unterstützenden Behandlung von Krebs (vor allem Leukämie) bewährt hat. Lapachol hat eine tumorhemmende Wirkung, die sowohl in der Krebsvorbeugung als auch in der unterstützenden Krebs- oder AIDS-Behandlung erfolgreich genutzt wird. Bitte beachten Sie trotzdem: Lapachol kann zwar das Immunsystem stärken und damit Ihrer Gesundheit sehr zuträglich sein – Erkrankungen an Krebs oder AIDS müssen aber unbedingt ärztlich behandelt werden.

Viel Wirkung, keine Nebenwirkung

Lapachotee hat viele positive Eigenschaften. Er wirkt:

- Verdauungsfördernd
- Entzündungshemmend
- Tumorhemmend
- Pilztötend
- Blutreinigend
- Blutdrucksenkend
- Wundheilend
- Entsäuernd
- Schleimhautberuhigend
- Entgiftend
- Abwehrstabilisierend
- Antibakteriell
- Hautreinigend
- Fiebersenkend
- Harntreibend
- Revitalisierend

Mineralstoffe ...

Die außergewöhnlich positive Wirkung von Lapacho auf die Zusammensetzung des Bluts und auf das Immunsystem ist auch durch die Vielzahl an Mineralien und Spurenelementen zu erklären. Die wichtigsten Mineralstoffe in der menschlichen Nahrung sind:

- Kalium zur Regulation des Wasserhaushalts, für die Nerven- und Muskelarbeit (insbesondere des Herzmuskels), zur Pufferung überschüssiger Säuren und als Bestandteil der Verdauungssäfte
- Kalzium zur Regeneration der Knochen und Zähne, für die Blutgerinnung und die Muskeln
- Magnesium für den Aufbau von stabilen Knochen und Zähnen sowie für die Aktivität von Nerven und Muskeln (auch dem Herzmuskel) und für die Kräftigung des Immunsystems
- Natrium (in Form von Natriumchlorid = Kochsalz) für die Regulation des Wasserhaushalts und für die Aktivierung von Enzymen; Chlorid außerdem als Bestandteil der Magensäure
- Phophor als Bestandteil des Skeletts, für die Energiegewinnung und -bereitstellung in der Zelle
- Chlor für den Wasserhaushalt der Zellen und für die Bildung von Magensäure

Chrom ist ein unentbehrlicher Assistent des Zuckerhormons Insulin. Es ist Bestandteil des so genannten Glukosetoleranzfaktors (GTF) und verstärkt die Wirkung des Insulins. Bei vielen Diabetikern wurde ein Chrommangel festgestellt.

... und Spurenelemente

- Chrom für den Zuckerstoffwechsel
- Eisen für den Sauerstofftransport im Blut
- Fluor für die Stabilität von Knochen und Zähnen
- Jod für die Arbeit der Schilddrüse
- Kobalt als unentbehrlicher Baustein von Vitamin B12
- Kupfer für die Bildung der roten Blutkörperchen
- Mangan für Stoffwechsel und Entgiftung

- Selen als antioxidativ wirkender Schutzstoff für die Zellen, zur Vorbeugung gegen Schlaganfall, Herzinfarkt und andere Herzerkrankungen sowie gegen bestimmte Krebsarten
- Silizium als Baustein für Haut, Bindegewebe und Knochen
- Zink zur Regulation des Eiweiß- und Zuckerstoffwechsels, für die Hautregeneration und Wundheilung

Zink erhöht die Ansprechbarkeit der Zellen für Insulin und ist deshalb speziell für Diabetiker sehr wichtig.

Gerbstoffe

Durch seinen sehr hohen Gehalt an Gerbstoffen (10 bis 18 Prozent) hat Lapacho eine zusammenziehende (adstringierende) Wirkung, was sich insbesondere in der Behandlung von Wunden, Hautausschlägen oder Ekzemen wohltuend bemerkbar macht.

Kauf und Zubereitung

Die wachsende Beliebtheit von Lapacho hat leider dazu geführt, dass die Holzindustrie ein neues und profitables, aber naturzerstörendes Geschäft entdeckt hat. Anders als diese Industrie achten seriöse Händler auf eine schonende Nutzung des Regenwalds. Um die Rinde zu gewinnen, muss der Baum nicht gefällt, sondern nur vorsichtig von Hand geschält werden. Die Rinde wächst nach, und der Baum wird nicht geschädigt.

Tee, der schonend gewonnen wurde, ist verständlicherweise etwas teurer, doch auf lange Sicht ist er seinen Preis wert.

Zubereitung – 5 Minuten plus 15 Minuten

- Geben Sie die Rinde in kochendes Wasser, und lassen Sie sie zugedeckt bei möglichst niedriger Hitze 5 Minuten kochen.
- Nehmen Sie dann den Tee vom Herd, und lassen Sie ihn zugedeckt weitere 15 bis 20 Minuten ziehen.

Hautprobleme

Haut und Augen sind meistens das Erste, was uns an einem anderen Menschen auffällt. Die Haut, so heißt es, sei ein Spiegel unseres Inneren. Diese Aussage ist für Menschen mit Hautproblemen ziemlich deprimierend, und sie ist auch so pauschal nicht zutreffend. Hautprobleme können ganz verschiedene Ursachen haben. Häufig spielt die Ernährung eine große Rolle, aber auch ein Ungleichgewicht im Hormonhaushalt kann zu Unreinheiten führen. Was soll man tun bei Hautproblemen? Lapacho kann helfen, die Haut von außen und von innen zu reinigen. Anwendungsformen gibt es viele.

Verzichten Sie möglichst auf Süßigkeiten, und nehmen Sie täglich viel Vitamin A (z. B. Karotten, Honigmelonen, Aprikosen) und Zink (z. B. Haferflocken, Linsen) zu sich.

Akne – harmlos, aber belastend

Bei der Akne werden Haarfollikel durch Hornpfropfe verstopft, und es bilden sich so genannte Mitesser. Diese entzünden sich dadurch, dass in den schließlich verschlossenen Ausgang des Follikels Mikroben eindringen und dazu beitragen, dass sich Pusteln bilden. Eine der häufigsten Formen ist die jugendliche (juvenile), meist milde Akne. Sie beginnt bereits kurz vor der Pubertät mit einer vermehrten Talgproduktion.

Die am meisten befallenen Hautgebiete sind der Brustbereich, der Rücken und vor allem das Gesicht. Die eigentliche Ursache der Akne ist unbekannt. Es gibt jedoch zahlreiche Faktoren, die als Auslöser infrage kommen:

- Genetische Veranlagung, z. B. eine Neigung zu fetter Haut (Eltern litten ebenfalls an Akne)
- Hormonelle Einflüsse, vor allem die Umstellung des Hormonhaushalts in der Pubertät
- Verdauungsstörungen, z. B. Verstopfung
- Seelische Faktoren, z. B. Ängste und Unsicherheit

So hilft Lapacho

Jede Aknebehandlung beginnt mit einer gründlichen Hautpflege (Reinigungsmilch und Gesichtswasser). Zunächst helfen Zink- oder Vitamin-A-haltige Präparate, in schweren Fällen verschreibt der Hautarzt Salben oder Tinkturen mit Benzoylperoxid oder Azelainsäure, oder er rät sogar zu einer Antibiotikatherapie. Auch UV-Bestrahlung kann die Probleme lindern.

Die Lapachokur dient der Behandlung der Akne und anderer Hautkrankheiten von innen. Zusätzlich hilft der Tee aufgrund seiner adstringierenden, antibakteriellen und entzündungshemmenden Eigenschaften auch bei der äußerlichen Behandlung.
Eine unterstützende Behandlung durch die Kosmetikerin bringt oft gute Erfolge, da sie Mitesser und entzündete Pickel fachmännisch öffnen und desinfizieren kann.

Lapachokur
Trinken Sie 4 Wochen lang täglich, jeweils zwischen den Mahlzeiten verteilt, 1 Liter Lapachotee. Dazu geben Sie 2 Esslöffel Lapachorinde in 1 Liter kochendes Wasser, lassen den Tee einmal kurz aufkochen, dann 5 Minuten zugedeckt bei reduzierter Hitze sieden. Anschließend nehmen Sie ihn vom Herd und lassen ihn weitere 15 bis 20 Minuten zugedeckt ziehen.

Reinigung mit Lapacho
Reinigen Sie die betroffenen Hautpartien morgens und abends mit einem sauberen Waschlappen, den Sie mit lauwarmem Lapachotee getränkt haben.

Gesichtspackung
Rühren Sie Heilerde aus der Apotheke (zur äußerlichen Anwendung) statt mit Wasser mit etwas Lapachotee an, lassen Sie die Maske 30 Minuten einziehen, nehmen Sie sie dann mit einem feuchten, heißen Waschlappen ab, und spülen Sie mit reichlich Wasser nach. Diese Packung löst abgeschilferte Hautzellen und Verhornungen, so dass die Talgdrüsen weniger schnell verstopfen.

Ekzem – ein juckender Ausschlag

Viele Hautprobleme sind durch eine Überempfindlichkeit (Allergie) gegen bestimmte Stoffe verursacht, z. B. gegen Reinigungsmittel, Kosmetika, Metalle, Hausstaubmilben, Wolle, Tierhaare oder Nahrungsmittel. Stress, Stoffwechselstörungen und psychische Faktoren können die Probleme verschlimmern oder überhaupt erst auslösen. Das Ekzem ist eine Form der entzündlichen Hauterkrankung (Dermatitis), wobei man unterscheidet zwischen dem Kontaktekzem – durch äußeren Kontakt z. B. mit Chemikalien – und dem endogenen Ekzem, das durch einen inneren Reiz bzw. eine allergische Reaktion ausgelöst wird. Das häufigste endogene Ekzem ist die Neurodermitis. Typische Beschwerden bei Ekzemen sind:

- Rötung
- Juckreiz
- Schuppen
- Krusten
- Schwellung
- Effloreszenzen (= »Hautblüten«)
- Nässen
- Bläschen

Auch übertriebene Hygiene und allzu häufiges Händewaschen entfetten die Haut und stören die Regulation der Hautfeuchtigkeit.

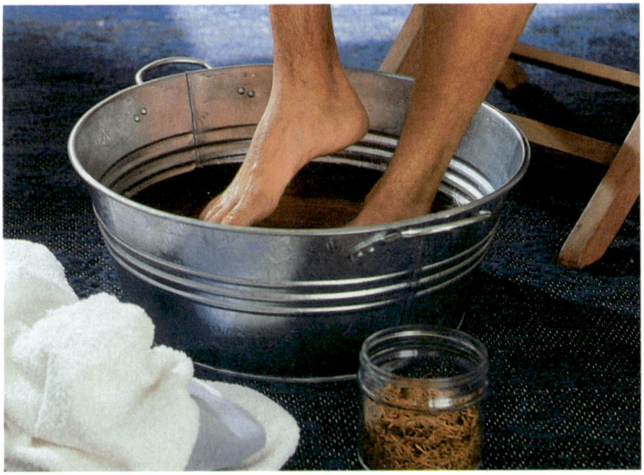

Äußerliche Anwendungen von Tees erscheinen zuerst ungewöhnlich. Ihre Erfolge sind jedoch nicht zu leugnen.

So hilft Lapacho

Lapacho sollte sowohl innerlich als auch äußerlich angewandt werden. Er wirkt blut- und hautreinigend sowie entzündungshemmend. Durch seinen hohen Gehalt an Mineralien, insbesondere Zink, besänftigt er die Haut auch von innen. Die Gerbstoffe haben eine zusammenziehende (adstringierende) Wirkung und können die Hautreaktion lindern. Versuchen Sie aber auch, den Auslöser des Ekzems herauszufinden, dann können Sie ihn meiden.

Bei leichten Ekzemen hilft Linolasalbe oder Zink-Lebertran-Salbe (bei Handekzem Baumwollhandschuhe tragen!). Oft lindert eine entzündungshemmende Kortisonsalbe die Beschwerden. Auf lange Sicht ist Kortison aber schädlich, weil es der Haut Flüssigkeit entzieht und sie dünn wie Pergamentpapier macht.

Lapachokur
Trinken Sie 4 Wochen lang täglich, jeweils zwischen den Mahlzeiten verteilt, 1 Liter Lapachotee. Zur Zubereitung kochen Sie 2 Esslöffel Lapachorinde 5 Minuten in 1 Liter Wasser, nehmen den Topf dann vom Herd und lassen den Tee weitere 15 bis 20 Minuten zugedeckt ziehen.

Lapachovollbad
Verrühren Sie 1 Liter Lapachotee mit 2 Esslöffeln Milch oder einem hautpflegenden Öl, und geben Sie ihn ins Vollbad.

Lapachoelixier
Geben Sie 3 Teelöffel gut zerkleinerte Lapachorinde in 100 Milliliter 70-prozentigen Alkohol, und mischen Sie kräftig durch. Füllen Sie die Mischung in ein dunkles, verschließbares Glasgefäß ab. Lassen Sie die Rinde, unter mehrmaligem Schütteln, mindestens 10 Tage ziehen. Nehmen Sie dann 3-mal täglich je 10 Tropfen von dem Elixier zu den Mahlzeiten ein. Geben Sie auch einige Tropfen davon in eine neutrale Hautpflegecreme.

Neurodermitis – quälender Juckreiz

Die Neurodermitis ist ein so genanntes endogenes Ekzem, d. h., es wird durch einen inneren Reiz, meist durch eine Allergie, ausgelöst. Es kommt zur schubhaften Hautentzündung mit den typischen Symptomen Rötung, Schwellung, Juckreiz und Effloreszenzen (»Hautblüten«). Fast 20 Prozent der Neurodermitispatienten leiden gleichzeitig auch an Bronchialasthma, mehr als zehn Prozent an Heuschnupfen.
Neben Umweltbelastung und Stoffwechselstörungen scheint auch die erbliche Veranlagung eine Rolle zu spielen. Neurodermitis beginnt oft schon im Kindesalter als Milchschorf am Kopf. Später sind vor allem Hals, Handgelenke, Armbeugen und Kniekehlen betroffen: Die Haut ist glanzlos, gerötet und schuppig. Es bilden sich Knötchen und Krusten. Was aber am meisten quält, ist der extreme Juckreiz. Man möchte buchstäblich aus der Haut fahren. Durch Kratzen wird die Haut noch mehr gereizt und verletzt, so dass es zu Blutungen und schmerzhaften Entzündungen kommt.

Es klingt paradox, hat aber bei vielen Ekzemen und bei Neurodermitis schon geholfen: Meiden Sie nicht nur Seifen, die die Haut entfetten, sondern auch klares Wasser, denn zu häufiges Waschen entfettet die Haut ebenfalls.

So hilft Lapacho

Lapacho harmonisiert bei langfristiger Anwendung das Immunsystem und kann so die allergische Reaktion lindern. Zur Hautpflege werden Ölbäder empfohlen. Mischen Sie 1 Esslöffel Olivenöl mit 1/4 Liter Milch, und geben Sie diese Mischung ins etwa 30 °C warme Badewasser. Baden Sie etwa 10 Minuten lang. Die Wirkung dieser Ölbäder lässt sich durch 1 Liter Lapachosud (siehe Seite 53) steigern, denn die Haut wird dadurch zusätzlich gekräftigt und gegerbt. Beachten Sie vor allem auch die Anwendungsvorschläge auf Seite 49 zur Behandlung von Ekzemen.

Abszess – eine mit Eiter gefüllte Kapsel

Als Abszess bezeichnet man eine eitrige Entzündung, die durch meist bakterielle Erreger verursacht wird. Hormonelle Umstellungen, z. B. während der Pubertät, in der Schwangerschaft oder in den Wechseljahren, begünstigen die Entstehung von Abszessen. Zunächst bildet sich ein kleiner, rötlicher Punkt, der innerhalb eines Tages anschwillt und zu klopfen und zu schmerzen beginnt.

- Ist ein Haarbalg eitrig infiziert, so spricht man von einem Furunkel. Dieses Problem tritt daher oft an behaarten bzw. durch enge Kleidung und Reibung beanspruchten Körperstellen auf. Betroffen ist meist die Haut in den Achselhöhlen, im Nacken, zwischen den Beinen und in der Gesäßfalte.
- Bilden sich mehrere Furunkel dicht nebeneinander, die zu einer größeren Schwellung verschmelzen, so spricht man von einem Karbunkel.
- Wenn eine Vielzahl von Furunkeln zu beobachten ist, sollte man auch an Zuckerkrankheit (Diabetes mellitus) denken.
- Gesichtsfurunkel, insbesondere wenn Sie mit Fieber einhergehen, bedürfen dringend ärztlicher Behandlung.

Bei kleineren Abszessen bricht die Eiterpustel nach kurzer Zeit auf. Größere Eiteransammlungen können sich in die tieferen Hautschichten ausbreiten. Um dies zu verhindern, ist möglicherweise ein Öffnen des Abszesses durch einen Arzt erforderlich.

So hilft Lapacho

Lapacho kann dank seiner entzündungshemmenden Eigenschaften kleinere Abszesse rasch zum Abheilen bringen. Bei anfälliger Haut sollten die Rindenabkochungen oder auch das Elixier Bestandteil der täglichen Hautpflege sein. Beugen Sie vor, indem Sie die Haut durch Wasser-, Luft- und Sonnenbäder kräftigen. Achten Sie auf zinkreiche Nahrung (Haferflocken, Linsen). Ziel jeder Abszess- und Furunkelbehandlung ist es, den

Eiter möglichst rasch zu entfernen. Bringen die unten genannten Verfahren binnen weniger Tage nicht den gewünschten Erfolg, ist ein Arztbesuch unerlässlich.

Lapachobad
Kochen Sie 3 Esslöffel Lapachorinde in 1 Liter Wasser 5 Minuten lang bei geringer Hitze, und lassen Sie sie dann 20 Minuten zugedeckt ziehen. Mischen Sie den Tee nach dem Filtern mit 1 Teelöffel frischer Sahne, und geben Sie ihn ins Badewasser. Das Bad sollte höchstens 20 Minuten dauern.

Lapachokompresse
Bereiten Sie einen Sud aus 1 gehäuften Esslöffel Lapachorinde, die Sie in 1/2 Liter Wasser 5 Minuten kochen und dann 20 Minuten ziehen lassen. Anschließend tauchen Sie eine frische Mullkompresse (aus der Apotheke) in den handwarmen Sud, wringen sie etwas aus und legen sie auf die betroffene Hautstelle, wo sie etwa 20 Minuten wirken sollte.

Lapacho mit Heilerde
Rühren Sie Heilerde (erhältlich in der Apotheke) mit Lapachosud an. Tragen Sie die Packung dünn auf, und lassen Sie sie mindestens 20 Minuten einwirken.

Lapachoelixier
Geben Sie 3 Teelöffel zerkleinerte Lapachorinde in 100 Milliliter 70-prozentigen Alkohol. Mischen Sie kräftig durch, und füllen Sie die Mischung in ein dunkles, verschließbares Glasgefäß ab. Mindestens 10 Tage ziehen lassen, täglich einmal kräftig durchschütteln.
Mit einigen Tropfen des Elixiers auf einem Wattebausch betupfen Sie 3-mal täglich die betroffenen Hautstellen.

Juckreiz tritt bei den meisten Erkrankungen im Analbereich auf. Zwischen den Hautfalten entsteht eine feuchte Kammer, die einen idealen Nährboden für Keime bildet. Trockenhalten ist daher eine wichtige therapeutische Maßnahme.

Haut-, Fuß- und Nagelpilz

Trockenheit ist der größte Feind der Pilze. Zur Pflege gehört daher nicht nur das Reinigen der Haut, sondern das gründliche Trockenhalten, z.B. durch Mullkompressen bzw. kochfeste Baumwollsocken. Nagelpilz wird bis zum vollständigen Auswachsen mit einem speziellen Nagellack behandelt.

Hefepilze, z.B. Candida albicans, und Fadenpilze können zu Infektionen der Haut führen (so genannte Dermatomykosen). Die Pilze bevorzugen feuchtwarmes Milieu und fühlen sich im Anal- und Genitalbereich am wohlsten, außerdem in den Achselhöhlen und auf Füßen, die stundenlang in feuchten Socken stecken. Die typischen Symptome sind Rötung, Schuppung und Hautjucken. Auch die Nägel können betroffen sein: Sie verfärben sich gelblich oder grau und werden brüchig.

So hilft Lapacho

Lapacho ist durch seine entzündungshemmenden und pilztötenden Eigenschaften eines der besten Naturheilmittel gegen Pilzerkrankungen der Haut. Wer wiederholt Pilze hat, sollte Haut und Nägel durch regelmäßige Anwendung von Lapacho kräftigen und gerben und sie damit vor neuer Infektion schützen.

- Nehmen Sie mindestens 2-mal täglich ein Teilbad mit Lapacho (Rezept siehe Seite 53). Zur täglichen Körperreinigung sollten Sie ausschließlich duschen, nicht baden. Tragen Sie außerdem regelmäßig Lapachoelixier auf.
- Bei akuter Pilzkrankheit müssen Sie andere vor Ansteckung schützen. Benützen Sie keine gemeinsamen Handtücher. Zur Vorbeugung gegen eine neuerliche Erkrankung sollten Sie der Haut möglichst viel Luft und Sonne gönnen, also viel barfuß laufen, sich kurz in die Sonne legen, in Moorseen oder im Meerwasser baden. Bei gutem Wetter sollten Sie luftdurchlässige Schuhe (z.B. Sandalen) tragen. Damit entfeuchten Sie den Lebensraum der Pilze. Turnschuhe und Gummistiefel sind als tägliches Schuhwerk ungeeignet.

Antipilzpräparate nennt man Antimykotika.

Anwendungen im Intimbereich

Niemand spricht gern über gesundheitliche Probleme im Intimbereich, aber von allein vergehen sie meistens nicht. Länger andauernde bzw. immer wiederkehrende Erkrankungen der Harnorgane, der Scheide oder des Analbereichs müssen ärztlich behandelt werden. Wer zu lange mit dem Arztbesuch wartet, verschlimmert oft den Zustand. Lapacho kann bei kurzzeitigen Beschwerden oder zur unterstützenden Behandlung sinnvoll eingesetzt werden.

Bei fieberhaftem Blaseninfekt oder wenn der Urin rötlich verfärbt ist, sollte man dringend zum Arzt gehen, denn im ungünstigsten Fall kann die Infektion ins Nierenbecken aufsteigen. Um eine Schädigung der Nieren zu vermeiden, wird die schwere Blasenentzündung mit Antibiotika behandelt.

Blasenkatarrh

Häufigste Ursache für einen Blasenkatarrh oder eine Blasenentzündung (Zystitis) ist eine bakterielle Infektion. Frauen sind weitaus häufiger betroffen als Männer, denn ihre Harnröhre ist kurz, und bakterielle Erreger können viel schneller zur Harnblase aufsteigen. Kälte, Nässe und eine insgesamt geschwächte Abwehr begünstigen die Infektion. Typische Symptome von Blasenkatarrh und Blasenentzündung sind:

- Häufiger Harndrang bei gleichzeitig geringer Entleerung von Flüssigkeit
- Brennende, stechende Schmerzen beim Wasserlassen
- Bei Zystitis außerdem leichtes Fieber, bei harmlosem Blasenkatarrh keine erhöhte Temperatur
- Trübe, manchmal auch blutige Verfärbung des Urins

So hilft Lapacho

Lapacho hat entzündungshemmende, die Abwehr stabilisierende und fiebersenkende Eigenschaften. Durch die günstige Wirkstoffkombination hemmt er das Wachstum von Bakterien. Trinken Sie möglichst viel: neben Lapachotee auch Mineralwasser und Früchtetees.

Lapachokur
Trinken Sie 4 Wochen lang täglich, auch wenn die akuten Beschwerden abgeklungen sind, 1 Liter Lapachotee. Zur Zubereitung geben Sie 2 Esslöffel Lapachorinde in 1 Liter kochendes Wasser, lassen den Tee 5 Minuten kochen und dann weitere 20 Minuten zugedeckt ziehen. Frauen, die anfällig für Blasenentzündung sind, sollten generell viel trinken, denn durch das häufige Entleeren der Blase werden Krankheitskeime ausgespült, bevor sie Schaden anrichten können.

Lapachositzbad
Kochen Sie 2 Esslöffel Lapachorinde in 1/2 Liter Wasser auf, lassen Sie sie 15 Minuten kochen und weitere 20 Minuten ziehen. Nach dem Abseihen geben Sie den Sud ins warme Wasser der Sitzbadewanne oder in eine Schüssel. Das Bad sollte mindestens 10 Minuten dauern. Lassen Sie nochmals warmes Wasser einlaufen, denn Sie dürfen keinesfalls frieren.

Bei einer Scheideninfektion während der Schwangerschaft sollte man besonders vorsichtig sein, denn die Infektion kann sich während der Geburt auf das Kind übertragen.

Vaginalentzündungen

Starker, juckender Ausfluss, eine geschwollene Scheide, auf Berührung empfindlich reagierende Schleimhaut und Brennen beim Wasserlassen sind die typischen Symptome bei Störungen der Scheidenflora. Ursache ist oft eine Infektion mit Viren, Bakterien oder Pilzen. Diabetikerinnen, Schwangere und Frauen, die die Antibabypille einnehmen, sind besonders anfällig. Doch auch ohne Infektion kann es zur Entzündung kommen, z. B. durch die Spermizide in empfängnisverhütenden Gels, durch übertriebenen Gebrauch von Intimwaschlotionen, durch den Gebrauch von scharfen oder gar desinfizierenden Mitteln sowie durch zu enge oder synthetische Kleidung und Unterwäsche.

So hilft Lapacho

Es muss durch einen Abstrich gesichert sein, ob eine Infektion vorliegt und vor allen Dingen um welchen Erreger es sich handelt. Lapacho enthält gerbende, adstringierende (zusammenziehende), antibakterielle, pilztötende und entzündungshemmende Wirkstoffe sowie eine Vielzahl von Mineralien zur Unterstützung der Hautregeneration. Lapachotee ist damit ein hervorragendes Mittel zur Intimpflege, zur Vorbeugung gegen Infektionen und auch zur Behandlung von Entzündungen im Genitalbereich.

Bei allen Infektionen im Genitalbereich ist eine Partnerbehandlung erforderlich, um eine »Pingpong-infektion« zu verhindern. Pilze bekämpft man mit antimykotischen Salben oder Zäpfchen, die in die Scheide eingebracht werden. Gegen bakterielle Erreger helfen oft nur Antibiotika.

Lapachotampon

Bereiten Sie einen Tee aus 2 Esslöffeln Lapachorinde und 1 Liter Wasser. Kochen Sie die Mischung 5 Minuten, lassen Sie den Tee dann 20 Minuten ziehen, und seihen Sie ab. Wenn der Tee auf etwa 30 °C abgekühlt ist, tränken Sie damit einen Tampon und führen ihn in die Scheide ein. Der Tampon wird nach etwa 2 bis 3 Stunden ausgewechselt. Verwenden Sie die restliche Teemenge entweder für ein 10-minütiges lauwarmes Sitzbad (nach jedem Sitzbad weggießen!) oder für eine Vaginalspülung.

Die richtige Richtung

- Wischen oder spülen Sie nie vom After in Richtung Scheideneingang. Darmbakterien können in der Scheiden Entzündungen auslösen.
- In Darm und Vagina siedeln Keime, die in der Harnröhre und -blase Entzündungen verursachen können. Der Urin dagegen ist gefiltert und somit normalerweise keimfrei.

Lapachospülung

Ziehen Sie einige Milliliter kalten Lapachotee in einer sterilen Plastikspritze aus der Apotheke auf (nur Kanüle, ohne Nadel). Dann legen Sie sich auf den Rücken, bestreichen die Spritze zur besseren Gleitfähigkeit mit etwas Vaseline, führen sie in den unteren Scheidenbereich ein und spritzen vorsichtig den Lapachotee in die Scheide. Bleiben Sie mindestens 15 Minuten auf dem Rücken liegen, und entleeren Sie dann die Spülflüssigkeit in die Toilette.

Gehen Sie bei Beschwerden im Intimbereich rechtzeitig zum Arzt!

Intimpflege

Verwenden Sie während der Erkankung nur Lapachotee zur Intimpflege. Reinigen Sie sich mehrmals täglich mit einem Waschlappen und kühlem Lapachotee. Wechseln Sie während der Infektionsbehandlung den Waschlappen täglich, denn im feuchten Textilgewebe können sich Keime schnell vermehren. Verzichten Sie auch sonst auf Slipeinlagen aus Plastik. Wechseln Sie täglich den Slip. Verzichten Sie auf parfümierte Seifen und Intimlotionen, sie stören die natürliche Scheidenflora. Tägliches Waschen mit klarem Wasser reicht völlig aus.

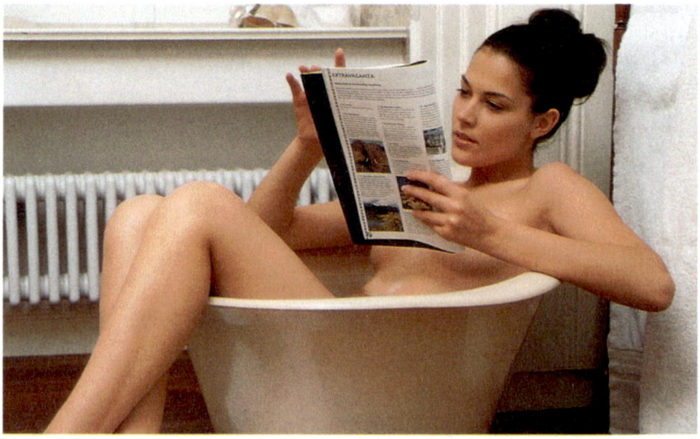

Natürliche und wohltuende Pflege für Problemzonen: mit Angenehmem Unangenehmes vertreiben.

Hämorrhoidalbeschwerden

Hämorrhoiden sind ein durch Arterien versorgtes Gefäßpolster am Afterschließmuskel. 70 bis 80 Prozent der Erwachsenen haben geschwollene Hämorrhoiden. Typische Symptome im Frühstadium sind Kribbeln und Jucken am After, mitunter stechende Schmerzen vor allem während und nach der Darmentleeerung sowie hellrotes Blut auf dem Stuhl. Faktoren, die die Entstehung von geschwollenen Hämorrhoiden begünstigen, sind eine erbliche Veranlagung, ballaststoffarme Kost, Missbrauch von Abführmitteln und eine sitzende Lebensweise. Eine Drucksteigerung im Mastdarm bei Schwangerschaft oder Übergewicht bzw. durch starkes Pressen beim Stuhlgang infolge von Verstopfung führt zum Blutstau in den Hämorrhoidalpolstern und kann die Beschwerden verschlimmern.

Jeder erwachsene Mensch hat Hämorrhoiden, die fälschlicherweise oft als Krampfadern bezeichnet werden. Erst wenn sie anschwellen und schmerzen, liegt eine Krankheit vor – man spricht dann von Hämorrhoidalleiden oder -beschwerden.

So hilft Lapacho

Durch seinen hohen Gerbstoffgehalt tut Lapacho der empfindlichen Schleimhaut am After besonders gut, weil er zusammenziehend und entzündungshemmend wirkt. Feuchten Sie während der Erkrankung das Toilettenpapier stets mit etwas Wasser an. Waschungen nach dem Stuhlgang dämpfen den Juckreiz und schließen die beschädigten Blutgefäße.

Halten Sie den Analbereich möglichst trocken, auch Föhnen (niedrigste Stufe) ist sehr angenehm.

Sitzbad mit Lapacho
Kochen Sie 3 Esslöffel Lapachorinde 5 Minuten in 1 Liter Wasser, und lassen Sie den Sud 10 Minuten lang ziehen. Dann rühren Sie 2 Esslöffel Sahne in den Tee und geben ihn, ohne abzuseihen, in eine Schüssel oder Sitzbadewanne. Das Sitzbad sollte mindestens 10 Minuten dauern, eventuell geben Sie nochmals Wasser zu.

Lapachoumschläge
Bereiten Sie konzentrierten Lapachotee, indem Sie 2 Esslöffel Lapachorinde 5 Minuten in 1/2 Liter Wasser aufkochen und dann 20 Minuten ziehen lassen. Tauchen Sie dann eine Mullkompresse oder einen sauberen Waschlappen in den kalten Tee, wringen Sie ihn aus, und legen Sie ihn mindestens 10 Minuten lang zwischen die Gesäßfalten. Die Anwendung sollte vor allem nach dem Stuhlgang erfolgen und 2- bis 3-mal täglich wiederholt werden.

Lapachoelixier
Geben Sie 3 Teelöffel gut zerkleinerte Lapachorinde in 100 Milliliter 70-prozentigen Alkohol, und mischen Sie kräftig durch. Füllen Sie die Mischung in ein dunkles, dicht verschließbares Glasgefäß ab. Lassen Sie die Rinde – unter mehrmaligem Schütteln – mindestens 10 Tage ziehen.
Geben Sie dann 3 bis 4 Tropfen von dem gerbenden Elixier auf 1 Esslöffel Salbe (z.B. eine zinkhaltige Hautsalbe), und cremen Sie mehrmals täglich dünn den betroffenen Bereich damit ein.

Es gibt eine Vielzahl von Hämorrhoidensalben und -zäpfchen. Am besten verwenden Sie Zäpfchen mit eingelassenen Mullfäden (damit sie nicht in den Analkanal rutschen können), so genannte Analtampons. Bei starken Schmerzen sorgen Salben mit einem lokal wirkenden Schmerzmittel für Linderung. Kortisonsalben sollte man nur kurzzeitig anwenden, weil sie die Schleimhaut noch dünner und rissiger machen.

Wunden und kleine Verletzungen

Man unterscheidet zwischen Schürf-, Kratz-, Schnitt- und Stichwunden. Bei der Heilung bildet sich zunächst Schorf, der die Wunde abdichtet. Darunter entsteht das so genannte Granulationsgewebe, das schon mit neuen Blutgefäßen durchzogen ist. Schließlich bildet sich ein Narbengewebe. Wunden heilen am besten und schnellsten, wenn Luft an sie herankommen kann. An Stellen, die normalerweise von Textilien bedeckt sind, sollten Sie allerdings mit einem Pflaster geschützt werden,

So hilft Lapacho

Kein Tee der Welt kann die sachgemäße Versorgung einer größeren Wunde durch den Sanitäter oder Arzt ersetzen. Kleinere Wunden heilen jedoch schneller ab und infizieren sich weniger leicht, wenn man sie mit Lapacho badet, spült oder abtupft, denn die Rinde enthält entzündungshemmende, desinfizierende und gerbende Wirkstoffe.

Menschen mit Stoffwechselstörungen (Diabetes mellitus) oder Durchblutungsstörungen (periphere arterielle Verschlusskrankheit) haben oft eine verzögerte Wundheilung. Sie sollten besonders auf zinkreiche Ernährung achten.

Lapachoelixier

Lapachoelixier (siehe vorherige Seite) sollte einen festen Platz in der Hausapotheke haben.
Sobald die Blutung aufgehört hat, betupfen Sie die Wunde, den Kratzer oder die Abschürfung mit etwas Lapachoelixier.

Lapachoumschläge

Bereiten Sie konzentrierten Lapachotee, indem Sie 2 Esslöffel Lapachorinde 5 Minuten in 1/2 Liter Wasser aufkochen und 20 Minuten ziehen lassen. Tauchen Sie dann eine Mullkompresse oder ein Baumwolltuch in den lauwarmen Tee, wringen Sie es aus und legen es etwa 30 Minuten auf die Wunde.

Besser keine Puder oder Salben

- Behandeln Sie Wunden nicht mit Puder oder Salben. Diese Hausmittel verkleben mit der Kruste, lassen sich nur schwer entfernen und verhindern oft sogar eine keimfreie Abheilung. Die Teeanwendung reinigt und hinterlässt keine Spuren.
- Um im Notfall nicht hilflos dazustehen, sollte man ab und zu »Trockenübungen« machen.

Halsschmerzen und Husten

Zur Stärkung der Atemwege und für einen gut funktionierenden Schutz vor Atemwegsinfekten sind äußerliche und innerliche Lapachoanwendungen gleichermaßen zu empfehlen. Bei Erkältung oder grippalem Infekt sorgen die entzündungshemmenden und reinigenden Inhaltsstoffe für Linderung. Und auch bei Asthma oder chronischer Bronchitis sollte man zusätzlich zu den ärztlichen Maßnahmen eine Lapachotherapie versuchen. Lapacho wirkt insgesamt stabilisierend auf das Immunsystem, so dass er auch bei Störungen der Abwehr unterstützend angewendet werden sollte.

Meist hat man einen grippalen Infekt und keine Grippe, denn die echte Grippe tritt nur alle paar Jahre, dann aber sehr massiv auf. Ein intaktes Immunsystem ist in jedem Fall der beste Schutz vor Erkältung und Grippe.

Erkältung, Fieber und grippaler Infekt

Durchschnittlich zweimal pro Jahr bekommt man eine Erkältung bzw. einen grippalen Infekt. Typische Beschwerden sind Halsschmerzen, verstopfte Nase, Husten, Heiserkeit, oft auch leichtes Fieber. Meist wird die Erkältung durch Viren ausgelöst (Schnupfen z. B. durch Rhinoviren). Die Viren ändern jeweils ihr genetisches Programm, so dass man immer nur für ein paar Monate geschützt ist.

Bronchitis

Sind die Bronchialschleimhäute nicht genügend widerstandsfähig, werden auch andere Erreger nicht mehr abgewehrt, und es kommt zusätzlich zu einer akuten Bronchitis (= Entzündung der Bronchien). Spätestens dann ist Bettruhe erforderlich, um eine Komplikation oder Verschleppung zu vermeiden. Es gibt zwei verschiedene Formen von Husten:

- Trockener Reizhusten
- Husten mit Schleimauswurf

So hilft Lapacho

Dank seiner schleimhautberuhigenden, entzündungshemmenden, abschwellenden, die Abwehr stabilisierenden, antibakteriellen und fiebersenkenden Eigenschaften ist Lapacho ein hervorragendes Mittel zur Behandlung von Erkältung und Atemwegskrankheiten.

Lapachotee
Kochen Sie 1 Liter Wasser auf, und geben Sie 2 Esslöffel zerkleinerte Lapachorinde hinein. Kochen Sie den Tee einmal auf, und reduzieren Sie dann die Hitze, so dass er (zugedeckt) nur noch leicht siedet. Nach 5 Minuten nehmen Sie ihn vom Herd und lassen ihn zugedeckt weitere 15 bis 20 Minuten ziehen. Dann seihen Sie den Tee ab und füllen ihn in eine Thermoskanne. Die zubereitete Menge von 1 Liter Tee wird im Lauf des Tages getrunken.

Gurgellösung
Rühren Sie 1 Esslöffel Kieselsäurebalsam in 1 Tasse lauwarmen Lapachotee, und gurgeln Sie mehrmals täglich.

Halswickel
Tauchen Sie ein Leinen- oder Baumwolltuch in warmen Lapachotee, wringen Sie es aus, legen es sich vorsichtig um den Hals, und fixieren Sie es mit einem dicken Wollschal.

Lapachotee gegen Husten
Trinken Sie täglich 1 Liter Lapachotee, süßen Sie mit Honig, und geben Sie jeweils Saft und Fruchtfleisch von 1/2 Zitrone in die Teetasse. Dieser Intensivdrink ist auch ein hervorragendes Mittel zur Vorbeugung.

Honig enthält einen speziellen Zucker, der zusammen mit der Speichelsubstanz Inhibin einen antibiotischen Wirkstoff bildet. Honig enthält aber auch Enzyme, die bei Halsweh die Schmerzen noch verschlimmern. Also: Honig nur vor und nach der Halswehphase einnehmen.

Dampfbad für die Atemwege

Inhalationen mit Lapacho unterstützen die Tätigkeit der Flimmerhärchen in den Bronchien. Inhalieren Sie 2- bis 3-mal täglich jeweils 10 Minuten unter einem Handtuch die Dämpfe von heißem Lapachotee. Das Atmen muss angenehm sein, der Dampf darf nicht in Ihren Atemwegen oder auf der Haut brennen! Gönnen Sie sich nach der Inhalation etwas Ruhe.

Asthmatiker sollten mit Inhalationen vorsichtig sein, denn durch die Hitze schwillt möglicherweise die Schleimhaut an, was die Atembeschwerden verschlimmert. Eigentlich kann man einem Asthmatiker nur das Inhalieren von Sole empfehlen.

Vollbad bei Husten

Geben Sie den Sud von 3 Esslöffeln Lapachorinde ins heiße Badewasser. Baden Sie nicht länger als 1/4 Stunde. Packen Sie sich anschließend warm ein, und ruhen Sie.

Akute oder chronische Bronchitis?

Eine akute Bronchitis als Begleiterscheinung des grippalen Infekts ist nach etwa zwei Wochen vollständig ausgeheilt. Anders jedoch die chronische Bronchitis.

- Die Weltgesundheitsorganisation (WHO) hat diese Krankheit genau definiert. Demnach spricht man von chronischer Bronchitis, wenn in zwei aufeinanderfolgenden Jahren während mindestens drei Monaten pro Jahr (Reiz-)Husten, Auswurf und Schmerzen im Brustkorb bzw. hinter dem Brustbein auftreten.
- Ursache Nummer eins für chronische Bronchitis ist das Rauchen. Beim chronischen Raucher ist die Bronchialschleimhaut geschädigt; das Gewebe, das normalerweise aus mehreren Zellschichten besteht, ist auf nur noch eine Schicht reduziert. Außerdem sind die Flimmerhärchen, die zum Abtransport von Schmutz und Krankheitserregern dienen, zerstört. Kein Tee der Welt kann die Schäden, die das Rauchen anrichtet, wieder beheben.

Heftige oder schwache Abwehr

Im Blut und in der Lymphflüssigkeit schwimmen Millionen von Zellen, die eine Art Lebensversicherung für uns darstellen, weil sie jeden Tag, jede Minute die Angriffe durch Krankheitserreger, schädliche Strahlen oder Umweltgifte abwehren. Unter ungünstigen Umständen jedoch, z.B. bei Dauerstress, Fehlernährung, Schlaf- und Bewegungsmangel, kann es zu Störungen im komplizierten Zusammenspiel der Immunzellen kommen: Wir leiden dann entweder an Abwehrschwäche, oder aber das Immunsystem reagiert überschießend, d.h., es bildet plötzlich gegen harmlose Substanzen Abwehrzellen, beispielsweise bei einer Allergie. Die Abwehrzellen können sich auch gegen den eigenen Körper richten. Man spricht dann von den Autoimmunkrankheiten. Auch die Entstehung von Krebs ist auf eine solche Fehlregulation des Immunsystems und des Zellstoffwechsels zurückzuführen.

Viele Angehörige des südamerikanischen Guarini-Stamms, die regelmäßig Lapachotee trinken, werden über 100 Jahre alt. Erst jetzt kommt man allmählich den vielfältig zellschützenden Eigenschaften von Lapacho auf die Spur.

Krebsvorbeugung

Insbesondere bei Leukämie können Ärzte über positive Erfahrungen mit Lapacho berichten. Verantwortlich für die zellschützende Wirkung sind vermutlich Lapachol und die antibiotische Substanz Xyloidin. Der Genuss von 1 Liter Lapachotee pro Tag ist daher zur Vorbeugung und unterstützenden Behandlung von folgenden Krankheiten sehr empfehlenswert:

- Abwehrschwäche und Allergien
- Autoimmunstörungen, z.B. rheumatische Erkrankungen, chronische Schleimhautentzündungen im Magen-Darm-Trakt oder Diabetes mellitus Typ I (jugendlicher Diabetes)
- Krebserkrankung und AIDS

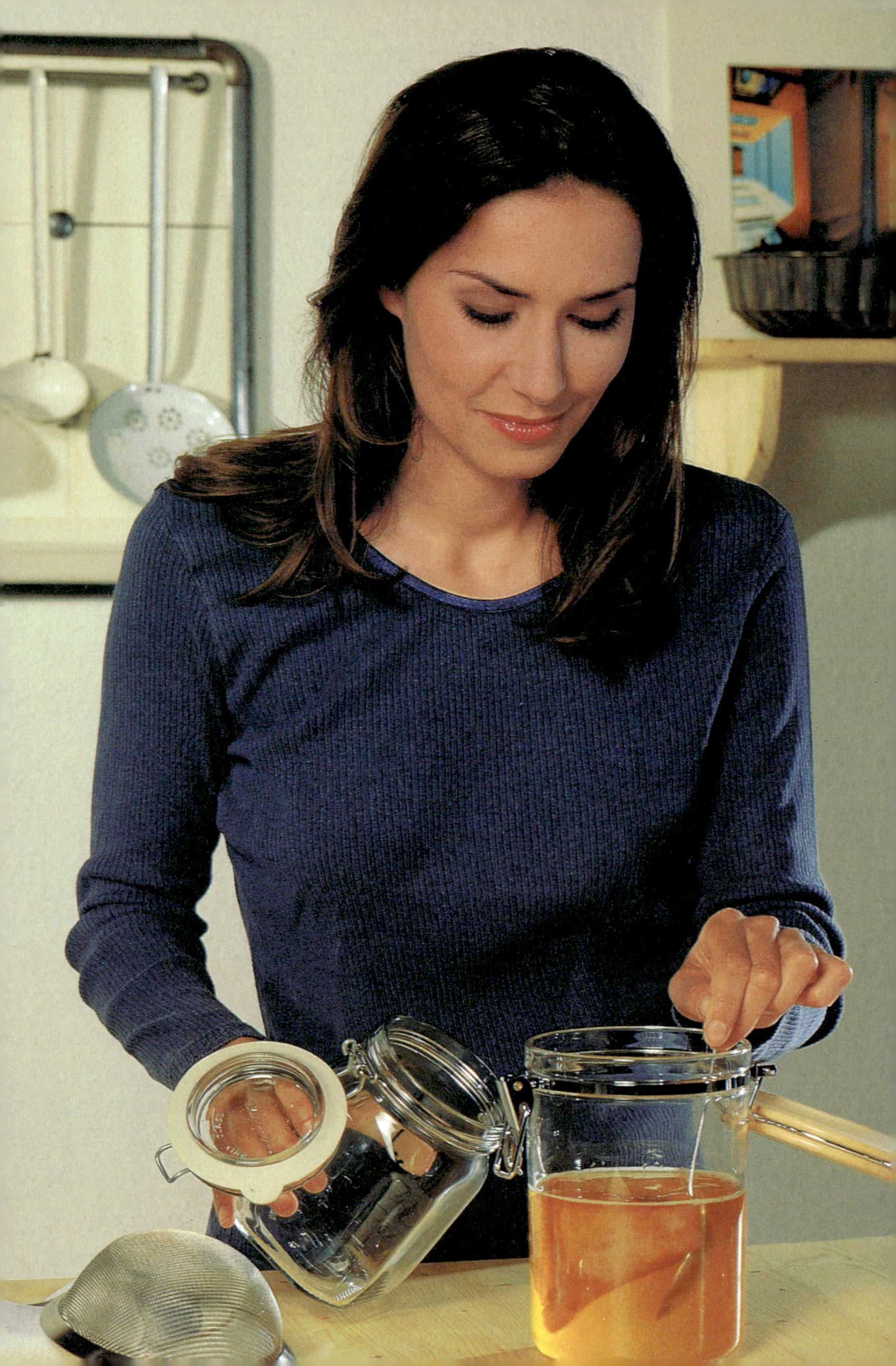

Kombucha – Elixier des langen Lebens

In ihrer Heimat China gelten die mit dem Teepilz Kombucha vergorenen Getränke wegen ihrer vitalisierenden Wirkung als wahrer Jungbrunnen. Hollywood hat Kombucha als Szenegetränk entdeckt, und auch europäische Feinschmecker schätzen Kombucha seit langem als Aperitif und nennen ihn Élixir de longue vie (Elixier des langen Lebens). Kombucha fördert die Gesundheit, weil er die Darmflora und das Immunsystem regeneriert sowie den Stoffwechsel auf milde Weise anregt. Als »Gichtqualle« war der Pilz daher bei uns schon in den zwanziger Jahren legendär, und weil er über Russland nach Westeuropa kam, kennen ihn viele auch unter dem Namen »Wolgaqualle«.

Kombucha heißt Tee des Kombu und ist nach einem koreanischen Wanderarzt benannt, der etwa um 400 n. Chr. mit dem Gärgetränk den japanischen Kaiser Inkyo kuriert haben soll. Nach einer anderen Theorie hat Kombucha seinen Namen von der Kombualge.

Ein prickelnder Pilz

Kombucha ist ein Teepilz, genauer gesagt eine Flechte, die auf einer Nährlösung aus Tee und Zucker wächst. Der Einfachheit halber hat das prickelnde Getränk, welches daraus entsteht, denselben Namen bekommen. In der Kombuchaflechte sind eine Vielzahl von Hefen und Bakterien enthalten: wichtige Mikroorganismen, die chemische Vorgänge in Gang setzen. So wandeln z. B. ihre Bakterien den im Tee enthaltenen Zucker in Säure um (Milchsäuregärung). Durch die Hefepilze entsteht eine geringe Menge Alkohol, die zu Essigsäure, Glukuronsäure und Milchsäure oxidiert. Und zusätzlich wird der für die Nährlösung verwendete Tee in seiner Wirkung verstärkt.

Die Zeit für die regelmäßige Pflege des Pilzes ist dank seiner Heilwirkungen sehr gut investiert.

Im Team ist er unschlagbar

Traditionell wird der Teepilz Kombucha mit schwarzem Tee angesetzt (zur Zubereitung siehe Seite 73). Wer geschmacklich etwas Neues ausprobieren oder eine spezielle therapeutische Wirkung erzielen will, kann auch andere Tees verwenden, z. B. grünen Tee, Mate oder Kräutertees. Kombucha potenziert die Wirkung der Kräuter. Sie wirken als Kombuchagetränk wesentlich stärker als in Reinform.

Bei der Verwendung von Kräutertee sollte man jedoch darauf achten, dass der Gehalt der Kräuter an ätherischen Ölen nicht zu hoch ist. Klassiker wie Pfefferminze oder Kamille unverdünnt sind daher weniger geeignet. Ätherische Öle wirken bakterienhemmend oder sogar -abtötend; sie würden auch die nützlichen Kombuchabakterien bekämpfen und den Gärprozess erheblich beeinträchtigen.

Pfefferminze, Kamille, Salbei, Fenchel, Rosmarin und Johanniskraut haben einen hohen Gehalt an ätherischen Ölen und sind daher zum Ansetzen von Kombucha allein ungeeignet. Man kann sie aber gut mit anderen Tees, die weniger ätherisches Öl enthalten, mischen (siehe Tabelle Seite 70/71).

Die Inhaltsstoffe von Kombucha …

Setzt man den Teepilz auf einer Mischung aus Tee und Zucker an, so nährt und vermehrt sich der Pilz und gibt eine Vielzahl wertvoller Inhaltsstoffe an die Flüssigkeit ab, u. a.:

- Glukuronsäure
- Hefen
- Eisen
- Mangan
- Kalium
- Kupfer
- Usninsäure
- Essigsäure
- Kohlensäure
- Weinsäure
- Milchsäure
- Vitamine B, C, D, E, K
- Natrium
- Magnesium
- Kalzium
- Zink
- Polysaccharide
- Apfelsäure
- Glukonsäure
- Oxalsäure

... und ihre Wirkung

Bei regelmäßiger Einnahme wirkt Kombucha günstig auf den gesamten Organismus. Er fördert den Zellstoffwechsel und stabilisiert das Immunsystem. Kombucha hilft ebenso, eine Störung des Säure-Basen-Haushalts, wie sie oft infolge von Dauerstress oder Fehlernährung auftritt, zu regulieren. Er bringt auch eine gestörte Darmflora, etwa nach einer Antibiotikabehandlung, wieder ins Gleichgewicht. Weiterhin ist der Pilz hilfreich zur Vorbeugung gegen Lebererkrankungen, zur Entschlackung und Entgiftung sowie zur Behandlung erhöhter Harnsäure- und Cholesterinwerte. Drei der Inhaltsstoffe von Kombucha kommen selten vor und verdienen daher genauere Betrachtung:

- Glukuronsäure bildet mit schädlichen Substanzen, Umweltgiften, Reststoffen von Medikamenten, Alkohol und Koffein eine chemische Verbindung und erleichtert so den Abbauvorgang. Der Organismus bildet selbst Glukuronsäure in der Leber. Führt man die Säure von außen zu, so wird speziell die Leber als das zentrale Entgiftungsorgan entlastet.
- Rechtsdrehende L(+)-Milchsäure ist unentbehrlich für den Energiestoffwechsel in der Zelle. Ganz besonders profitieren davon die Zellen im Gehirn – was Kopfarbeiter sehr zu schätzen wissen – sowie die erwünschten physiologischen Bakterien im Dickdarm, die in ihrem Kampf gegen Krankheitserreger durch die Milchsäure wirksam unterstützt werden.
- Polypeptide (= Vielfachzucker) sind biologisch hochaktive Energieträger. Sie stärken z. B. die Mastzellen des Immunsystems, was bei der Tumorvorbeugung eine wichtige Rolle spielt. Darüber hinaus bilden sie die Grundsubstanz des Bindegewebes und der Knorpel.

Indem Kombucha den Körper mit Glukuronsäure versorgt, nimmt er der Leber einen Teil ihrer Arbeit ab. Die Leber kann sich erholen, was auch an einer Besserung der Laborwerte erkennbar ist.

Heilkräuter für Kombucha von A bis Z

Heilkraut	Wirkung
Anis	Gegen Blähungen, Husten und Magenbeschwerden
Arnika	Äußerlich: zur Wundheilung, gegen Zerrungen und Entzündungen
Attich	Blutreinigend, harntreibend
Augentrost	Gegen Augenentzündungen
Baldrian	Beruhigend, krampflösend, bei Schlafstörungen
Bärentraube	Zur Entgiftung der Nieren und der Blase
Bärlapp	Gegen Blasenleiden und Magen-Darm-Störungen
Beifuß	Für die Saftproduktion in Magen, Darm und Leber
Beinwell	Äußerlich: gegen Wunden und Geschwüre
Bibernelle	Gegen Bronchitis, Asthma und Halsentzündungen
Birkenblätter	Harntreibend, blutreinigend, gegen Gicht, rheumatische Beschwerden, Blasenleiden und Hauterkrankungen
Brennnessel	Harntreibend, gegen rheumatische Erkrankungen
Brombeerblätter	Blutreinigend, harntreibend, bei Durchfall, gegen Entzündungen im Mund- und Rachenraum
Dill	Gegen Blähungen, Schluckauf und Erbrechen
Dost	Gegen Erkrankungen im Magen-Darm-Trakt
Ehrenpreis	Gegen Augen- und Hautbeschwerden
Eibischblätter	Gegen Magen-Darm-Entzündungen
Eichenrinde	Gegen Magen-Darm-Störungen und Hämorrhoidalleiden
Erdbeerblätter	Gegen Magen- und Darmkatarrh sowie Durchfall
Estragon	Appetitanregend, gegen Menstruationsbeschwerden
Fenchelsamen	Schleimlösend, entkrampfend, appetitanregend, harntreibend, gegen Blähungen und Erkältungen
Frauenmantel	Gegen Durchfall und Darmkatarrh
Gänseblümchen	Blutreinigend
Goldrute	Harntreibend, unterstützend bei Nierenleiden
Hagebutte	Immunschutz fördernd
Hauhechel	Harntreibend, gegen Blasen- und Nierenleiden, Gicht
Hirtentäschelkraut	Blutstillend, gegen Wechseljahrebeschwerden
Holunderblüten	Schweiß- und harntreibend, gegen Erkältungen und Infektionen

Heilkräuter für Kombucha von A bis Z

Heilkraut	Wirkung
Huflattich	Gegen Husten, Verschleimung, Erkältungen und Asthma
Johannisbeerblätter	Harntreibend, gegen rheumatische Beschwerden
Johanniskraut	Nervenberuhigend, gegen Schlaflosigkeit, Entzündungen, Magen-Darm-Beschwerden, Hämorrhoidalleiden
Kamille, gemeine	Gegen Entzündungen, Erkältung, Menstruationsbeschwerden, Blähungen sowie Magen- und Darmleiden
Königskerze	Gegen chronische Atemwegserkrankungen
Kümmel, gemeiner	Gegen schlechte Verdauung, Appetitlosigkeit, Blähungen, Bauchschmerzen, Koliken
Lavendel	Gegen Durchfall und Gallenblasenbeschwerden
Liebstöckelkraut	Verdauungsfördernd, gegen Nieren- und Blasenleiden
Lindenblüten	Schweißtreibend, gegen Erkältungen und Infektionen
Löwenzahn	Blutreinigend, appetitanregend, unterstützend bei Gallenblasen-, Nieren- und Leberleiden
Majoran	Gegen Erkältungen, Magen- und Darmstörungen
Mate	Anregend, harntreibend, nervenberuhigend
Melisse	Beruhigend, krampflösend, blähungstreibend, gegen Schlafstörungen, nervöse Magenleiden und Erkältung
Mistel	Gegen Bluthochdruck, für allgemeines Wohlbefinden
Odermennig	Verdauungsfördernd, gegen Leber- und Gallenblasenleiden
Pfefferminze	Gallentreibend, desinfizierend, krampflösend, beruhigend, gegen Störungen im Verdauungstrakt und der Gallenblase, gegen Erkältungen und bei Migräne
Ringelblume	Gegen Magen- und Darmstörungen
Rosmarin	Blähungstreibend, kreislaufanregend, konzentrationsfördernd
Salbei	Schweißhemmend, gegen Blähungen und Bronchialkatarrh
Schafgarbenblüte	Appetitanregend, gegen Verdauungsstörungen
Schlüsselblume	Gegen Husten, Keuchhusten, Verschleimung und Asthma
Spitzwegerich	Reizlindernd bei Husten, Heiserkeit und Katarrh
Taubnessel, weiß	Gegen Menstruationsbeschwerden
Weißdorn	Unterstützend bei degenerativen Herzerkrankungen
Wermut	Krampflösend und entzündungshemmend

Kombucha selbst herstellen

Es gibt Kombuchagetränke (meist auf der Basis von schwarzem Tee hergestellt) fertig zu kaufen. Nicht nur aus Kostengründen, sondern um einen individuellen Kombucha mit spezifischen Heilwirkungen zu erhalten, bereiten der Kenner und die Kennerin ihren Kombucha selbst. Den Pilz muss man zunächst kaufen (Bezugsquelle Seite 126), er hält aber bis zu zehn Jahre lang.

Wie kombinieren?

Kombucha wird in der klassischen Form mit schwarzem Tee und Weißzucker angesetzt. Diese Variante liefert besonders viel Milchsäure und dient speziell zur Regeneration der Darmflora. Verwendet man schwarzen Tee, grünen Tee oder Matetee, so enthält der Kombucha auch Koffein. Gleichzeitig bleiben die heilenden Wirkstoffe erhalten oder werden sogar verstärkt.

Wenn Sie Ihren Kombuchatee mit grünem oder Matetee ansetzen, nutzen Sie die gesundheitlichen Vorteile gleich zweier Naturheilmittel.

Das brauchen Sie . . .

- Kochtopf für 1 bis 3 Liter Flüssigkeit
- Gefäß aus Porzellan, Glas oder glasierter Keramik für 1 bis 3 Liter Flüssigkeit mit einer großen Öffnung
- Kombuchapilz und etwas Ansatzflüssigkeit (man erhält sie zusammen mit dem Pilz bzw. verwendet vorhandenen Kombucha)
- 100 Gramm Zucker pro Liter Wasser
- 2 Teelöffel Tee (schwarzer Tee, grüner Tee oder Heilkräutertee) pro Liter Wasser
- Trockenes, ausgekochtes Leinen- oder Baumwolltuch
- Trichter
- Feines Sieb
- Einmachgummi oder Bindfaden
- Gut verschließbare Flaschen zum Abfüllen

... und so gehen Sie vor

Diabetiker, die Zucker sparen wollen, nehmen nur 70 bis 80 Gramm pro Liter Tee. Wer jedoch auf Nummer Sicher gehen will und kann, nährt den Pilz mit einer ausreichenden Menge Zucker.

- Reinigen Sie das Gefäß, in dem der Pilz angesetzt wird, mit kochendem Wasser, das Sie anschließend weggießen.
- Überbrühen Sie den Tee Ihrer Wahl mit kochendem Wasser, und zwar verwenden Sie 2 Teelöffel Teeblätter für 1 Liter Wasser (Zubereitung von grünem Tee siehe Seite 22).
- Nach 10 Minuten seihen Sie ab.
- Lösen Sie pro Liter 100 Gramm Zucker im Tee auf.
- Lassen Sie den Tee bis auf Handwärme abkühlen, geben Sie ihn in das vorbereitete Gärgefäß, und gießen Sie anschließend 1 Tasse fertig vergorenes Kombuchagetränk dazu.
- Nehmen Sie den Pilz mit sauberen Händen aus dem Aufbewahrungsgefäß, legen Sie ihn in den Tee, und bedecken Sie das Gefäß mit einem sauberen Tuch, das Sie mit einem Einmachgummi fixieren.
- Lagern Sie das Gefäß an einem warmen (ca. 23 °C), aber nicht zu hellen Platz. Das Gefäß sollte nicht im Zug stehen und während der Gärung nicht bewegt werden.
- Nach 8 bis 10 Tagen entnehmen Sie den Pilz mit sauberen Händen, legen ihn in das verschließbare Aufbewahrungsgefäß und filtern die Flüssigkeit durch ein feines Sieb oder einen Trichter mit Tuch. Füllen Sie das Getränk in verschließbare Flaschen ab, und bewahren Sie 1 Tasse als Startflüssigkeit für die nächste Gärung auf.
- Der Kombuchapilz darf nicht mit heißem Wasser in Berührung kommen. Gewöhnlich wächst die obere Schicht des Pilzes nach, und die untere stirbt allmählich ab. Entfernen Sie diese untere Schicht, und waschen Sie den Pilz lauwarm ab.

Verdauung und Stoffwechsel

Gesundheit kommt aus dem Darm. Rümpfte man früher eher die Nase, wenn von Verdauung die Rede war, so kommt man jetzt der enormen gesundheitlichen Bedeutung der Verdauungsorgane mehr und mehr auf die Spur.

Forscher sprechen gar von einem zweiten Nervenzentrum, von einem kleinen Gehirn im Bauch. Und tatsächlich liegt hier eine wichtige Kommandozentrale, die chemische Botenstoffe produziert wie das Gehirn. Gleichzeitig hat das Immunsystem seinen Hauptwohnsitz im Darm. Wer also gesund sein oder bleiben will, muss bei den Verdauungsorganen beginnen, und Kombucha leistet hierbei wertvolle Unterstützung.

Appetitlosigkeit als vorübergehende Begleiterscheinung einer ebenfalls wieder abklingenden Krankheit ist etwas Positives: Der Körper verweigert die Nahrungsaufnahme, weil er »Hausputz« machen will.

Appetitlosigkeit

Wenn das Essen dauerhaft nicht schmecken will oder wenn es einem nach dem ersten Bissen im Hals stecken bleibt, so ist das keineswegs harmlos. Nicht nur nervliche oder seelische Anspannung kann die Ursache dafür sein, möglicherweise verbirgt sich dahinter auch eine ernsthafte Erkrankung des Magens, der Leber oder der Bauchspeicheldrüse.

Wichtig zu wissen

- Nikotin ist auch für den Kombuchapilz Gift. Stellen Sie das Gefäß daher in eine absolute Nichtraucherzone.
- Das vergorene Kombuchagetränk ist im Kühlschrank drei bis vier Wochen haltbar; sein Säuregehalt nimmt dabei zu, denn es gärt weiter. Wenn während der Lagerung zu viel Kohlensäure entsteht, kann die Flasche sogar platzen.

▸ Kombucha hat eine generell stimulierende Wirkung auf den Magen-Darm-Trakt und fördert auch die Produktion von Verdauungssäften, vor allem wenn man ihn mit verdauungsfördernden, bitterstoffhaltigen Kräutertees ansetzt.

▸ Günstig sind die Kräuter Kalmus, Ingwer, Engelwurz, Tausendgüldenkraut und Melisse. Wenn nach sechswöchiger Anwendung keine Besserung eintritt, sollte unbedingt von einem Arzt die Ursache geklärt werden.

Kinder und ältere Menschen sind besonders häufig von Appetitlosigkeit betroffen. Wenn Ihr Kind darunter leidet: Versuchen Sie, es davon zu überzeugen, dass Rotbuschtee (siehe Seite 111 ff.) mindestens so gut schmeckt wie gezuckerte Limonade – und einem nicht den Appetit nimmt.

Kombucha bei Appetitlosigkeit

▸ Mischen Sie je 20 Gramm Jasmin, Lederstrauch und Rotklee, überbrühen Sie 4 Esslöffel davon mit 2 Liter Wasser, und setzen Sie in diesem Tee den Kombuchapilz an.

▸ Zur Abwechslung können Sie auch folgende Mischung ausprobieren: 40 Gramm Jasmin sowie je 20 Gramm Hopfen und Tarragon (diesen Kombucha eher nachmittags und abends trinken). Oder Sie verwenden nach eigenem Geschmack eine Mischung aus den oben genannten Heilkräutern als Basis für Kombucha.

▸ Nehmen Sie 3-mal täglich vor den Mahlzeiten je 0,1 Liter Kombucha ein. Machen Sie eine 6-wöchige Kombuchakur, eventuell auch als Begleitung zur ärztlichen Therapie.

Magenbeschwerden und Gastritis

Druck und Schmerz im Oberbauch, Völlegefühl, Appetitlosigkeit, Übelkeit und Erbrechen: Magenprobleme können durch Alkohol oder Medikamente (Antibiotika, Schmerzmittel, Antirheumamittel) verursacht sein, aber auch durch eine Magenschleimhautentzündung (Gastritis), ein Geschwür (Ulkus) oder durch den so genannten Reizmagen.

Das A und O jeder Magentherapie ist eine basenreiche Kost, d. h. reichlich Kartoffeln, Karotten, Bananen und Äpfel, dafür weniger Säurebildner wie Fleisch, Wurst, Fettgebackenes und Käse.

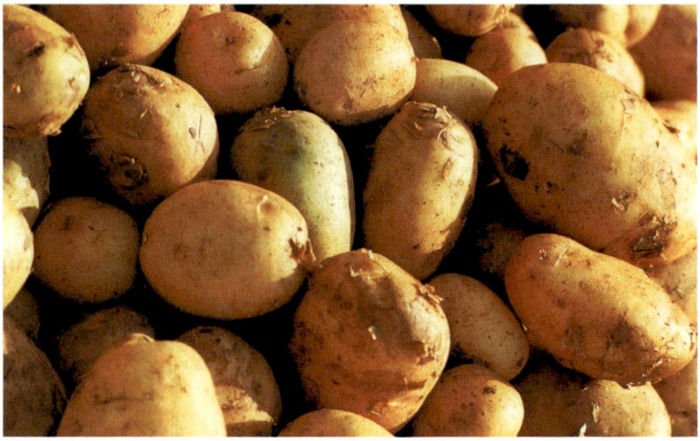

▶ Bei Magenproblemen ist das empfindliche Gleichgewicht zwischen der aggressiven Magensäure und der schützenden Magenschleimhaut gestört.

▶ Ursache für Gastritis oder ein Geschwür ist häufig eine Infektion mit dem Bakterium Helicobacter pylori. Zu fette, zu scharfe und stark Säure bildende Ernährung, seelische Belastung durch Angst, Ärger oder Frustration und Rauchen tun ein Übriges.

Auch Mate und grüner Tee sind alkalische Getränke, die beruhigend und mild gerbend auf die Magenwände wirken.

▶ Die einzig wirksame Schonkost für den Gastritiskranken richtet sich nach dem Motto: »Erlaubt ist, was bekommt«. Es ist allerdings günstig, das Essen auf etwa fünf bis sechs Mahlzeiten pro Tag zu verteilen.

Kombucha bei Magenproblemen

Kombucha saniert die Darmflora, unterstützt die Bildung notwendiger Darmbakterien und fördert eine intakte Abwehr gegen unerwünschte Eindringlinge im Verdauungstrakt. Säuren, Bitterstoffe und Gerbstoffe in Kombucha wirken stimulierend auf den Verdauungstrakt. Die mild antibakteriellen Inhaltsstoffe von Kombucha können Helicobacter pylori in Schach halten, so dass es unwirksam bleibt.

Trinkkur mit Kombucha
Trinken Sie bei chronischen Beschwerden 4 Wochen lang 3-mal täglich 0,1 Liter Kombucha auf der Basis von schwarzem Tee (auch als Fertigprodukt erhältlich).

Kombucha aus grünem Tee
Gießen Sie 4 Teelöffel Grünteeblätter mit 2 Liter heißem Wasser (80 °C) auf, und lassen Sie den Tee 5 Minuten ziehen. Dieser Tee wird mit dem Kombuchapilz vergoren (siehe Seite 73). Auch hiermit sollte man eine 4-wöchige Kur machen.

Kombucha aus Kräutertee
Mischen Sie je 40 Gramm Angelikawurzel und Löwenzahnwurzel mit je 20 Gramm Ehrenpreiskraut, Kamillenblüten und Schafgarbenkraut. Gießen Sie 4 Teelöffel davon mit 2 Liter kochendem Wasser auf, und lassen Sie den Tee 10 Minuten lang ziehen. Vergären Sie den Tee mit dem Kombuchapilz.

Durchfall und Darmkatarrh

Eine Darminfektion kann durch verdorbene Nahrung sowie durch bestimmte Bakterien, Viren oder Pilze verursacht sein. Die typischen Beschwerden sind kolikartige Bauchschmerzen und Durchfall bzw. Brechdurchfall. Meist ist der Magen mit betroffen und die Schleimhaut im Verdauungstrakt entzündlich verändert (Gastroenteritis).
Nach einer Antibiotikatherapie oder als Folge von Fehlernährung kann die Bakterienflora im Darm gestört sein. Auch hier treten Durchfälle auf, der Bauch ist aufgetrieben. Starke Blähungen machen oft schlagartig zu schaffen und können bis zu Übelkeit und einem Gefühl der Atemnot führen.

Wenn Ihr Verdauungssystem durch einen Darmkatarrh oder eine Lebensmittelvergiftung aus dem Lot geraten ist, empfiehlt sich zum schonenden Wiederaufbau einer gesunden Darmflora die Einnahme von rohem Sauerkraut und/oder Sauerkrautsaft über mehrere Tage hinweg.

Kombucha bei Durchfall

Bei länger andauerndem Durchfall muss die Ursache unbedingt vom Arzt abgeklärt werden. Möglicherweise handelt es sich um eine entzündliche Darmerkrankung. Auch bei ständigem Wechsel von Durchfall und Verstopfung sollte man dringend zum Arzt gehen.

Durch seinen hohen Gehalt an gut verwertbarer Milchsäure unterstützt Kombucha die Regeneration der Bakterienflora im Darm. Er sorgt damit für eine geregelte Verdauung und auch für ein intaktes Immunsystem. Neben der Kombuchatherapie sollten Sie auf reichliche Zufuhr von Flüssigkeit und Mineralstoffen achten. Dazu eignen sich insbesondere grüner Tee, Lapacho- und Rotbuschtee.

Trinkkur mit Kombucha
Bei chronischen Darmbeschwerden trinken Sie 4 Wochen lang 3-mal täglich 0,1 Liter Kombucha auf Schwarzteebasis (auch als Fertigprodukt erhältlich).

Kombucha aus Kräutertee
Mischen Sie je 20 Gramm Schwarzteeblätter, Stiefmütterchenkraut und Pfefferminzblätter sowie 40 Gramm Spitzwegerichblätter. Übergießen Sie 4 Teelöffel davon mit 2 Liter kochendem Wasser, und seihen Sie nach 10 Minuten ab. Anschließend lassen Sie darin den Kombuchapilz gären. Weitere Kräuter, die sich als Teegrundlage eignen, sind Brombeer-, Erdbeer-, Hamamelisblätter, Heidelbeerfrüchte, Eichenrinde, Nelkenwurzel und Walnussblätter.

Verstopfung

Feste Nahrung wird gewöhnlich in 24 bis 48 Stunden verdaut, bei Verstopfung (Obstipation) ist diese Phase deutlich verlängert – auf etwa 60 bis 120 Stunden. Generell ist eine Stuhlentleerung zwischen dreimal an einem Tag und einmal in drei Tagen unproblematisch. Wenn bei Verstopfung der Stuhl länger als drei Tage im

Darm bleibt, wird die Entleerung als schwierig und schmerzhaft empfunden. Der Stuhl ist hart und schafkotartig. Ursachen für das lästige Übel sind faserstoffarme Ernährung, Flüssigkeits- und Bewegungsmangel, Ängste und Hemmungen oder Erkrankungen der Verdauungsorgane wie Polypen, Divertikel und Dickdarmkrebs.

Auch bestimmte Medikamente, z. B. Beta-Blocker, kodeinhaltige Hustenblocker oder aluminiumhaltige Säureblocker, verursachen Obstipation.

Kombucha bei Verstopfung

Verdauungsprobleme sind eines der Hauptanwendungsgebiete für Kombucha, denn das Gärgetränk regeneriert die Bakterienflora im Darm und sorgt so für eine intakte Verdauung. Als Basis sollte man Tees verwenden, die die Schleimhaut beruhigen und die Verdauung anregen.

Kombucha aus Kräutertee

Mischen Sie 40 Gramm grünen Tee, 40 Gramm Löwenzahnwurzel und 20 Gramm Eibischwurzel, gießen Sie 4 Teelöffel davon mit 2 Liter Wasser auf, und setzen Sie darin den Teepilz an (siehe Seite 73). Trinken Sie 3-mal täglich davon je 0,1 Liter. Diese Anwendung sollten Sie ungefähr 4 Wochen lang durchführen. Als Variante eignet sich auch eine Teemischung aus 50 Gramm Grüntee sowie je 25 Gramm Berberitzenfrüchten und Rotkleeblättern; ansonsten verfahren Sie wie zuvor beschrieben.

Leinsamen, Indischer Flohsamen, Pflaumenmus oder Laktulose sind unbedenklich. Pflanzliche Faserstoffe (in Obst, Gemüse und Salat) quellen im Darm auf und machen den Stuhl gleitfähig. Außerdem: täglich zwei bis drei Liter trinken!

Vorsicht mit pflanzlichen Abführmitteln!

Der Missbrauch von Abführmitteln ist weit verbreitet, und pflanzliche Mittel (Sennes, Faulbaumrinde, Aloe) sind ebenso schädlich wie synthetische, weil sie zur Gewöhnung führen und dem Darm Wasser und Mineralsalze entziehen.

Stoffwechselstörungen

Stoffwechsel bedeutet, dass der Organismus aus den Nahrungsbestandteilen Fett, Eiweiß und Kohlenhydrate alle Substanzen gewinnt, die er zum Einbau in seine Zellen benötigt.

- Zuckerkrankheit, Gicht und erhöhte Blutfettwerte sind die häufigsten Stoffwechselerkrankungen. Erbliche Vorbelastung spielt eine Rolle, doch kann sie bei entsprechender Lebensweise lange Zeit unwirksam bleiben und nicht zu Erkrankungen führen.
- Bei Stoffwechselerkrankungen besteht ein stark erhöhtes Risiko, an Arteriosklerose oder Bluthochdruck zu erkranken.

Die besten Selbsthilfemaßnahmen zur Regulation von Stoffwechselstörungen sind Ausdauersport und eine angemessene Ernährung: Statt tierischer Fette (Fleisch, Wurst, Ei, Butter) isst man viel frisches Obst, Fisch, Salat, Gemüse, Olivenöl und Knoblauch (Mittelmeerkost).

Kombucha für den Stoffwechsel

Spezielle Mikroorganismen von Kombucha wandeln die Cholesterinablagerungen an den Gefäßwänden in eine leichter lösliche Form um, die dann vom Organismus abgebaut und ausgeschieden werden kann. Besonders günstig ist es, Kombucha mit grünem Tee zuzubereiten, weil der Teepilz die Heilkräfte des grünen Tees nochmals steigert.

Kombucha aus grünem Tee

Gießen Sie 4 Teelöffel Grünteeblätter mit 2 Liter heißem Wasser auf, seihen Sie nach 5 Minuten ab, und lassen Sie darin den Teepilz gären (siehe Seite 73). Trinken Sie 2-mal täglich je 0,1 Liter, und zwar 6 Wochen lang, dann machen Sie 4 Wochen Pause und setzen die Kur anschließend nochmals 6 Wochen lang fort. Bedenken Sie jedoch, dass das Gärgetränk nur ein Glied in einer Kette ist. Parallel dazu sollten Sie auch Ihre Ernährung umstellen (viel Knoblauch, Gemüse und Fisch).

Spezialkombucha für Diabetiker

Für Diabetiker Typ I und Typ II: Mischen Sie je 1 Teil Jasmin, Heidelbeerfrüchte, Geißrautenblätter, Vogelknöterichkraut und grünen Tee, und überbrühen Sie 4 Teelöffel davon mit 2 Liter Wasser. Lassen Sie in diesem Tee den Kombuchapilz gären (siehe Seite 73; eventuell verwenden Sie nur 70 Gramm Zucker pro Liter Tee). Nehmen Sie 2- bis 3-mal täglich je 0,1 Liter davon ein. Machen Sie eine 6-wöchige Kur, dann 4 Wochen Pause und anschließend nochmals eine 6-wöchige Kur. Der Teepilz wird zwar mit gewöhnlichem Haushaltszucker vergoren, trotzdem ist er für Diabetiker sehr zu empfehlen. Vom strengen Kohlenhydratezählen ist man inzwischen abgekommen, doch sollte Kombucha bei der Zuckerzufuhr mit berücksichtigt werden.

Für Diabetiker sind die Spurenelemente Zink und Chrom besonders wichtig.

Für ein intaktes Immunsystem

Krankheitsanfälligkeit hat sowohl körperliche als auch seelische Ursachen. Wer ständig überlastet und überfordert ist, wird schneller krank. Hinzu kommen oft ein Mangel an Vitaminen und Biostoffen durch Fehlernährung, außerdem Bewegungsmangel und Rauchen. Der Darm spielt für das Immunsystem eine zentrale Rolle: Er versorgt den Körper mit Nahrungsstoffen, gleichzeitig entsorgt er Gift- und Abfallstoffe. Etwa 80 Prozent der Immunzellen liegen an der Darmwand. Sie arbeiten eng mit den Darmbakterien zusammen, die nicht nur unsere Nahrung zerlegen, sondern auch Krankheitskeime bekämpfen.

Wenn Sie also häufig an Infektionen leiden, sich abgeschlagen, müde und antriebslos fühlen, ist es höchste Zeit, etwas zu ändern, um dem angeschlagenen Abwehrsystem wieder aufzuhelfen.

1987 wurde in Bremen die Wirkung von Kombucha im Vergleich zu Interferon, einer synthetisch hergestellten Substanz zur Stärkung der Abwehr, getestet. Die mit dem Teepilz erzielten Ergebnisse waren durchaus überzeugend.

Polysaccharide für die Abwehr

Das fertig vergorene Kombuchagetränk enthält Mehrfachzucker, so genannte Polysaccharide. Sie liefern wertvolle Energie und sind gleichzeitig für das Immunsystem unentbehrlich, weil sie speziell die Mastzellen – eine bestimmte Sorte von Immunzellen – stärken. Nicht nur bei chronischer Infektanfälligkeit ist Kombucha deshalb hilfreich, sondern letztlich auch zur Vorbeugung gegen Krebs. Denn eine der Aufgaben der Mastzellen ist es, fehlgesteuerte und entartete Zellen rechtzeitig unschädlich zu machen.

Das Immunsystem ist unsere Lebensversicherung. Es wehrt Krankheitserreger ab und bekämpft fehlgesteuerte Zellen, die zum Krebs entarten könnten. Investieren Sie in diese Versicherung!

Weder schwach noch übereifrig

Grundsätzlich unterscheidet man zwischen zwei Formen von Regulationsstörungen des Immunsystems:

- Eine geschwächte Abwehr kann Krankheitserreger nicht in ausreichendem Maß bekämpfen. Eine erhöhte Infektanfälligkeit, die sich beispielsweise in Schnupfen, Grippe, Bronchitis oder Darmgrippe äußert, ist die Folge.
- Das übereifrige Immunsystem kann nicht mehr zwischen schädlichen und unschädlichen Stoffen unterscheiden. Es bildet gegen harmlose Substanzen wie Tierhaare oder Blütenpollen Abwehrstoffe (Allergie) oder bekämpft sogar körpereigene Zellen (bei Autoimmunkrankheiten wie chronischer Polyarthritis und vermutlich auch dem Typ-I-Diabetes).

Kombucha, klassisch

Zur Regulation des Immunsystems machen Sie eine 6-wöchige Kombuchakur, ganz klassisch auf der Basis von schwarzem Tee oder mit grünem Tee zubereitet. Dabei trinken Sie 3-mal am Tag 0,2 Liter Kombucha.

Gefäße, Herz und Kreislauf

Es ist eine gefährliche Spirale: Raucher, Übergewichtige und Menschen mit erhöhten Blutfettwerten leiden überdurchschnittlich oft an einem erhöhten Blutdruck (Hypertonie), der sich zunächst mit Schwindel, Kopfschmerz oder Sehstörungen bemerkbar macht. Durch den ständigen starken Druck auf die Gefäße wird deren »Innenbeschichtung« angegriffen. An kleinsten Verletzungen oder Geschwüren lagern sich Fettsubstanzen und Kalkkristalle an, und es bildet sich vermehrt Bindegewebe. Das Gefäß wird enger: So entsteht Arteriosklerose. Um aber das Blut durch ein zu enges Gefäß zu pumpen, muss der Körper den Blutdruck über das normale Maß hinaus erhöhen.

Der Mensch ist so alt wie seine Gefäße. Gehirn, Lunge, Herz und Nieren: Sie alle müssen ausreichend versorgt werden. Obwohl die Organe selbst eine Lebenszeit von etwa 120 Jahren haben, sind es meist die Gefäßkrankheiten, die unser Leben verkürzen.

Vorbeugen und behandeln mit Kombucha

Kombucha steigert die stoffwechselregulierenden Eigenschaften von grünem Tee. Mistel und Weißdorn senken auf milde Weise den Blutdruck.

Spezialkombucha bei Hypertonie und Arteriosklerose
Mischen Sie zu gleichen Teilen grünen Tee, Mistelblätter und Weißdornblüten.Übergießen Sie 4 Teelöffel davon mit 2 Liter heißem Wasser, und seihen Sie nach 10 Minuten ab. Diesen Tee verwenden Sie als Grundlage für Kombucha. Entscheidend für den Erfolg dieser Kur ist, dass Sie kontinuierlich 3-mal täglich 0,1 Liter Kombucha mindestens 6 Wochen lang trinken. Die Kur sollte auch von einer ausgewogenen Ernährung begleitet sein. Knoblauch hat nachweislich blutdrucksenkende und gefäßschützende Eigenschaften. Fügen Sie Ihren Speisen täglich 2 Zehen bei, oder greifen Sie zu fertigen Kapseln aus der Apotheke.

Haut und Nerven

Akne, Pickel, Mitesser, schuppige Haut oder Ekzeme: Hautprobleme spielen sich nicht nur an der Körperoberfläche ab, die Ursachen liegen meist tiefer. Der Hormoneinfluss spielt eine große Rolle, und manchmal liegt den Störungen eine unerkannte Allergie zugrunde. Und wer hat nicht schon die Beobachtung gemacht, dass nach einer schlaflosen Nacht die Haut blass und fahl ist und dass innere Ausgeglichenheit sich auch in Form von glatter Haut äußert.

»Darmträgheit« – der Ausdruck ist unfair, denn eigentlich ist der Darm überlastet und überfordert durch einseitige Ernährung. Der Nahrungsbrei enthält so wenig Flüssigkeit und Faserstoffe, dass er nur schwer zu bewegen ist.

Gesunder Darm – gesunde Haut

Die häufigsten Ursachen für Akne sind hormonelle Einflüsse, Sekretions- und Verhornungsstörungen der Haut, erbliche Veranlagung, eine gesteigerte Talgproduktion und die Besiedlung der Haut mit bestimmten Bakterien. Darüber hinaus kann auch ein kranker Darm Hautprobleme auslösen. Wenn in einem »trägen« Darm bestimmte Abbauprodukte und Schlackenstoffe zu lange verweilen, werden sie in die Blutbahn aufgenommen (resorbiert) und von dort im ganzen Organismus verteilt. Der Körper versucht, den Stoffwechselmüll anderweitig auszuscheiden, z. B. über die Ausatemluft oder über die Haut.

Äußerliche Anwendungen und schonende Reinigung (u. a. mit Lapachotee) sind daher unverzichtbar, da sie den Bakterien den Lebensraum entziehen. Doch ebenso wichtig ist eine Behandlung von innen mit Kombucha. Er hilft bei der Darmsanierung, regt den Stoffwechsel und die Ausscheidung an und ist damit ein wichtiges Heilmittel zur Therapie von Hautproblemen wie:

- Akne
- Ekzem
- Schuppenflechte
- Allergisches Ekzem

Kombucha für die Haut

Eine ausgewogene Kost, die ausreichend Vitamine, Spurenelemente und andere bioaktive Substanzen enthält, ist bei der Behandlung von Hautproblemen unabdingbar. Bewährt hat sich die Einnahme von Bierhefe, die man z. B. in Form von Kapseln kaufen kann. Folgende Kombuchazubereitungen helfen der Haut, zu ihrem Gleichgewicht zu gelangen:

Kombucha bei Akne

Mischen Sie 35 Gramm Queckenwurzel, 20 Gramm Stiefmütterchenkraut, 20 Gramm Schachtelhalmkraut und 15 Gramm Brennnesselblätter. Gießen Sie 4 Esslöffel dieser Mischung mit 2 Liter kochendem Wasser auf, und seihen Sie nach 10 Minuten ab. In diesem Tee lassen Sie den Kombuchapilz gären (siehe Seite 73). Zur Aknetherapie nehmen Sie 6 Wochen lang 3-mal täglich 0,1 Liter Kombucha ein.

Sportliche Bewegung massiert auch die Bauchorgane und fördert die Verdauung. Der Organismus ist besser mit Sauerstoff versorgt, die Haut sieht glatter, gesünder und frischer aus.

Kombucha bei Ekzem

Kochen Sie 1 Teelöffel Eichenrinde 20 Minuten in 2 Liter Wasser, seihen Sie dann ab, und gießen Sie mit diesem Tee wiederum 3 Teelöffel einer 1:1-Mischung von Johanniskraut und Brennnesselblättern auf. Nach 10 Minuten seihen Sie ab. Diesen Tee verwenden Sie als Grundlage zur Zubereitung von Kombucha. Nehmen Sie 6 Wochen lang 3-mal täglich 0,1 Liter davon ein.

Kombucha bei Neurodermitis

Überbrühen Sie 4 Teelöffel Ringelblumenblüten mit 2 Liter Wasser, und seihen Sie nach 8 Minuten ab. Lassen Sie diesen Tee mit dem Kombuchapilz vergären, und trinken Sie 4 Wochen lang 2-mal täglich 0,1 Liter.

Schlafstörungen und Nervosität

Zustände beruflicher oder privater Überforderung, Angst vor dem, was war und was kommt, innere Anspannung – all dies führt dazu, dass man abends fast nicht loslassen kann, nachts wach liegt und sich am nächsten Morgen wie gerädert fühlt. Kombucha ist hier kein Wundertrunk, doch wenn er mit beruhigenden Kräutern zubereitet ist, kann er bei mehrwöchiger Anwendung die innere Ausgeglichenheit unterstützen und das Einschlafen und Durchschlafen erleichtern. Stellen Sie sicher, dass nicht Ihre Verdauung Sie am Einschlafen hindert: Essen Sie abends leicht und nicht nach 20 Uhr.

Altbewährt bei Schlafstörungen: ein Glas Milch vor dem Zubettgehen. Milch enthält den Biostoff Inositol, zugleich Magnesium und Kalzium. Inositol hat in diesem chemischen Verbund eine ähnlich beruhigende Wirkung wie Valium.

Kombucha aus bewährtem Schlaftee

Mischen Sie je 30 Gramm Hopfenzapfen, Passionsblumenkraut, Melisseblätter und Baldrianwurzel. Überbrühen Sie 4 Teelöffel davon mit 2 Liter Wasser, und lassen Sie den Tee 10 Minuten ziehen. Nach dem Abkühlen vergären Sie den Tee mit dem Kombuchapilz (siehe Seite 73). Nehmen Sie 6 Wochen lang am späten Nachmittag und am späten Abend je 0,1 Liter davon ein. Zum Variieren eignen sich auch Lavendelblüten, Jasmin und Johanniskraut.

Kombucha zur Entspannung und gegen Schwermut

Mischen Sie je 30 Gramm Boldoblätter, Pfefferminzblätter, Rosmarinblätter und Waldmeisterkraut. Überbrühen Sie 4 Teelöffel davon mit 2 Liter Wasser, und lassen Sie den Tee 10 Minuten ziehen. Nach dem Abkühlen wird der Tee mit Kombucha vergoren (siehe Seite 73). Trinken Sie 6 Wochen lang 3-mal täglich 0,1 Liter davon, dann machen Sie 4 Wochen Pause und wiederholen die 6-wöchige Kur.

Chronische Müdigkeit

Immer mehr Menschen klagen über ständige Müdigkeit, Abgeschlagenheit und Konzentrationsstörungen. Hinzu kommen Kopf- und Muskelschmerzen, Schwindelgefühl und Empfindungsstörungen. Später werden auch banale Verrichtungen wie Duschen oder Einkaufen zum Problem. Ursachen für das chronische Erschöpfungssyndrom (Chronic Fatigue Syndrome, abgekürzt CFS) sind seelische Überlastung, Mangelernährung, nach neueren Erkenntnissen auch eine Infektion durch das Epstein-Barr-Virus. Etwa 80 Prozent der Menschen tragen dieses Virus im Körper. Wenn das Immunsystem geschwächt ist, kann es aktiv werden. Neben dem regelmäßigen Trinken von Kombucha sollten Sie auf eine abwechslungsreiche Ernährung achten, die reich an Vitaminen und bioaktiven Substanzen ist. Bei seelischem Kummer und immer wiederkehrenden bedrückenden Gedanken kann eine Psychotherapie helfen.

Als Erklärung für chronische Müdigkeit dient oft das Wetter oder der Wechsel der Jahreszeiten: Hochdruck, Tiefdruck, Frühjahrsmüdigkeit, Hundstage, Herbstmelancholie oder Winterschlaf. Doch die Ursache liegt tiefer.

Kombucha-Morgentrunk

Mischen Sie je 20 Gramm Zitronengras und Rosmarinblätter mit 40 Gramm grünem Tee (oder auch Mate). Übergießen Sie 5 Teelöffel davon mit 2 Liter heißem Wasser, und seihen Sie nach 5 Minuten ab. Nach dem Abkühlen lassen Sie den Tee mit dem Pilz vergären (siehe Seite 73).

Kombucha-Abendtrunk

Mischen Sie je 20 Gramm Ehrenpreiskraut, Jasmin und Melissenblätter mit 10 Gramm Johanniskraut. Gießen Sie 4 Teelöffel davon mit 2 Liter kochendem Wasser auf, seihen Sie nach 10 Minuten ab, und lassen Sie nach dem Abkühlen den Kombuchapilz darin gären.

Party feiern mit Kombucha

Kombucha ist nicht nur gesund, er schmeckt auch ungewöhnlich frisch und aromatisch nach Apfel- oder Pfirsichwein. Kein Wunder, dass Showstars auf ihr Schönheitselixier und ihren Jungbrunnen nicht mehr verzichten wollen. Kombucha eignet sich als Aperitif und zum Mixen. Überraschen Sie Ihre Partygäste doch einmal damit!

Genuss ohne Reue

Der Alkoholgehalt von Kombucha liegt unter einem Prozent. Autofahrer wissen das besonders zu schätzen, und auch für die Kinderparty eignet sich das Gärgetränk zum Mixen.

Sektbowle

Mischen Sie 3 Teile Kombucha (auf der Basis von Holunderblüten-, Himbeer- und Brombeerblättertee oder auch fertig gekauft) und 2 Teile Sekt. Rühren Sie die Bowle gut durch, stellen Sie sie kalt, und garnieren Sie jedes Glas mit einer Limettenscheibe. Wer es gern süßer hat, mischt zusätzlich noch 1 Teil Pfirsichsaft in die Bowle.

Longdrink

Mischen Sie den Saft von 1 Zitrone oder Limone mit 0,1 Liter Kombucha (auf Schwarzteebasis) und 0,1 Liter Mineralwasser. Servieren Sie das Getränk in einem Longdrinkglas, auf Wunsch auch mit Eiswürfeln. Feuchten Sie den Rand des Glases vorher etwas an, und tauchen Sie ihn in Streuzucker. Garnieren Sie mit 1 Zitronen- oder Limonenscheibe und etwas frischer Minze oder Zitronenmelisse.

Whiskey, verlängert

Gießen Sie 5 Zentiliter Whiskey (z.B. Bourbon) auf 0,1 Liter Kombucha; servieren Sie in einem Longdrinkglas, eventuell auf Eiswürfeln.

Kinderparty

Kinder reagieren möglicherweise sehr empfindlich auf Kombucha, der mit koffeinhaltigem schwarzem Tee, Mate oder grünem Tee angesetzt ist. Da eine Party ohnehin ein aufregendes Ereignis ist, sollte man Kräutertee zur Kombuchazubereitung verwenden.

Hierzu bieten sich z.B. an: Himbeer-, Schwarze-Johannisbeer- und Brombeerblätter sowie Holunderblüten. Kombucha aus diesen Teekräutern schmeckt wunderbar fruchtig.

Apfelsaftcocktail

Mischen Sie zu gleichen Teilen Apfelsaft und Kombucha, und fügen Sie noch etwas Zitronensaft hinzu.

Himbeercocktail

Mischen Sie 1 Esslöffel Himbeersirup mit 0,1 Liter Rotbuschtee (siehe dazu Seite 111ff.) sowie 0,1 Liter Kombucha.

Grillparty

Wenn Sie Kombucha weitere 2 Wochen gären lassen, wird er zu Essig. Dieser eignet sich zum Einlegen von Gemüse, denn es wird dadurch mit Milchsäure versetzt und gut verdaulich. Wird Kombucha auf einer Nährlösung aus Kräutertee angesetzt, erhält man einen würzigen Kräuteressig. Legen Sie etwa 4 Tage vor der Grillparty z.B. Tomaten und rote Paprika oder Rote Bete und Zwiebeln, in feine Scheiben geschnitten, in Kombuchaessig ein, und reichen Sie das Gemüse zu Fleisch oder Fisch. Dazu passen Folienkartoffeln oder Knoblauchbrot.

Tipp

Auch bei fertig gekauften Kombuchagetränken ist zu bedenken, dass sie aktiv sind und in der Flasche weitergären – die Dauer der Lagerung und die dabei herrschende Temperatur beeinflussen den Geschmack des Getränks.

Die Sektbowle schmeckt auch in ihrer einfachsten Variante: 2 Teile Kombucha und 1 Teil Sekt. Nur die Limettenscheiben zur Garnitur sollten Sie nicht vergessen!

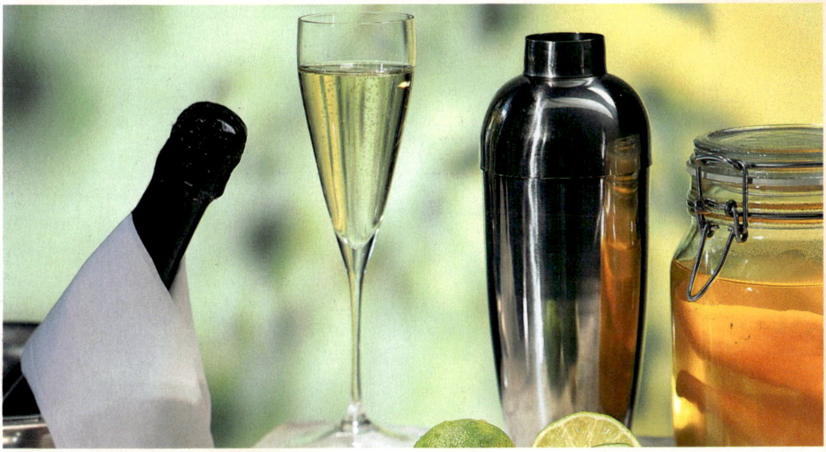

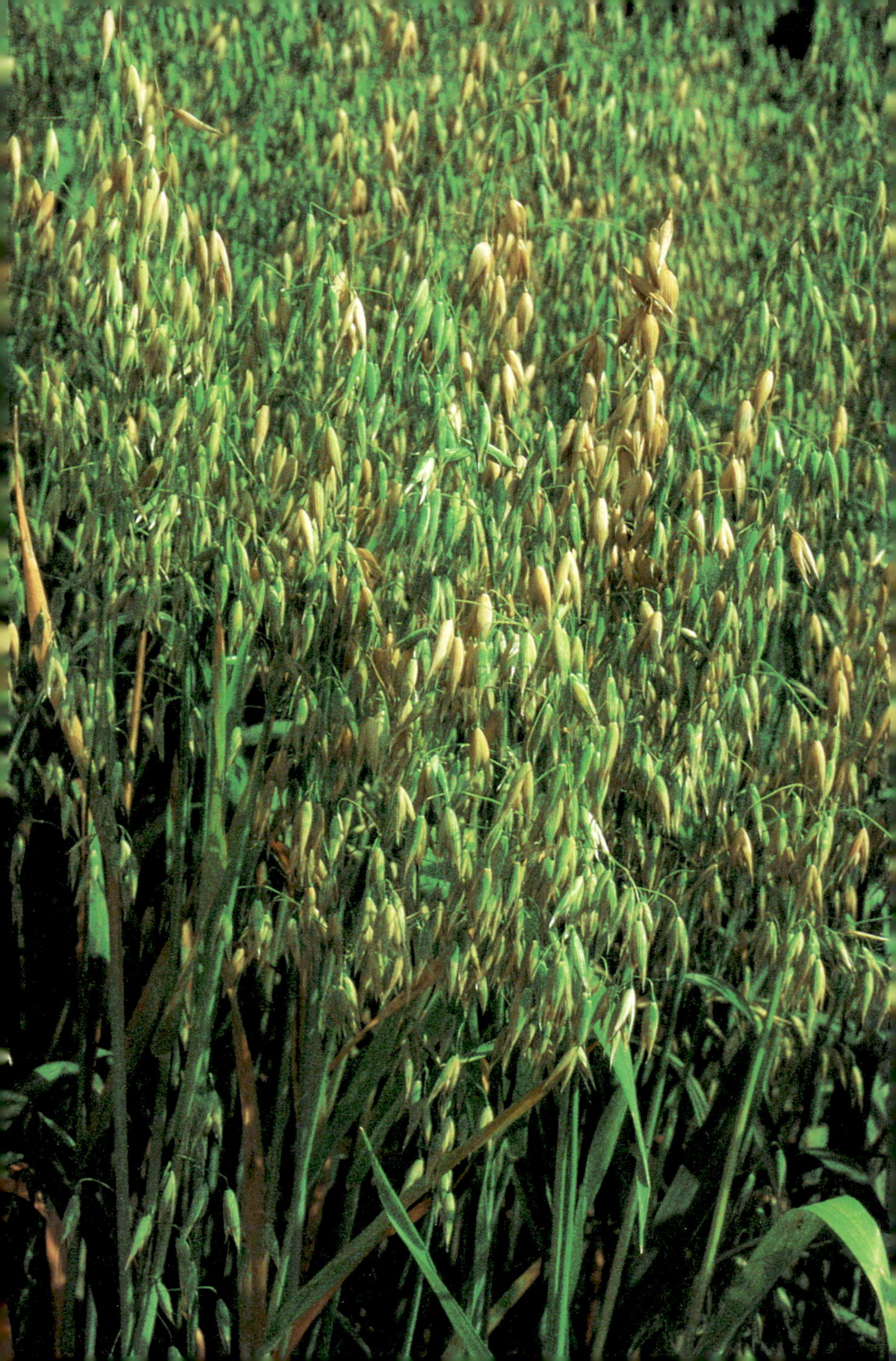

Grüner Hafertee – zur Blütezeit geerntet

Grüner Hafertee ist ein altes und von Pfarrer Kneipp wieder entdecktes Naturheilmittel. In der grünen, zur Blütezeit und nach Sonnenuntergang geernteten Haferpflanze befinden sich die wertvollen Säfte des Hafers, die alle Wirkstoffe des Getreides in einer besonders günstigen Kombination enthalten. Grüner Hafertee fördert die Ausscheidung von Harnsäure und anderen Stoffwechselabbauprodukten. Er regt den Stoffwechsel an, fördert die Verdauung und entwässert das Gewebe.

Hafer ist für Verdauung und Stoffwechsel von großem Nutzen. Äußerliche Anwendungen von Haferstroh helfen bei Hautproblemen, rheumatischen Erkrankungen und Gicht.

Kieselsäure und noch viel mehr

Die wichtigsten Inhaltsstoffe des Haferkrauts sind Flavonoide, Saponine, Pektine und Kieselsäure (Silikate). Silikate haben jedoch die Eigenschaft, dass sie größtenteils schwer löslich und deshalb für den menschlichen Organismus nicht so ohne weiteres verfügbar zu machen sind.

Grünen Hafertee sollte man deshalb am besten nicht »solo« trinken, sondern in Kombination mit Kräutern, die speziell die Silikate freizusetzen helfen. Dabei hat es sich als besonders günstig erwiesen, das Haferkraut mit Brennnesselkraut, Johanniskraut und Bergfrauenmantelblättern zu mischen. Denn insbesondere die Gerbstoffe des Bergfrauenmantels bilden mit den Silikaten eine chemische Verbindung, die sehr gut wasserlöslich ist, so dass die Kieselsäure in den Tee übertreten kann. In einer Studie erreichten andere Mischungen nicht das gleiche gute Ergebnis.

Getreidekörner sind längst nicht alles, was die Haferpflanze uns zu bieten hat.

Ursächlich behandeln

Die Ursache vieler gesundheitlicher Probleme liegt im Verdauungssystem: Die Nahrung bleibt zu lange im Körper, die Ausscheidung ist verzögert, und Stoffwechselabbauprodukte reichern sich im Blut an.
Genau hier setzt die Wirkung von grünem Hafertee an, denn er fördert die Ausscheidung dieser Stoffwechselschlacken. Er regt die Verdauung an, sorgt für regelmäßigen Stuhlgang und ist ein wirksames Aufbau- und Kräftigungsmittel.

Hafer ist eines der ältesten Getreide Europas. Schon der griechische Arzt Dioskurides (1. Jahrhundert n. Chr.) kannte die Haferabkochung als Mittel zur Entwässerung.

Vielseitig verwendbar ...

Zubereitungen aus grünem Hafer helfen bei einer Reihe gesundheitlicher Störungen, so bei:

- Erhöhten Harnsäurewerten im Blut
- Herz-Kreislauf-Erkrankungen
- Atemwegserkrankungen
- Nervöser Erschöpfung
- Spannungszuständen
- Brüchigen Fingernägeln
- Zellulite
- Gicht
- Blutarmut
- Nikotinsucht
- Kopfschmerz
- Ödemen
- Haarausfall
- Welker Haut

... durch günstige Wirkstoffkombination

Durch die regelmäßige Anwendung von grünem Hafertee wird das Gewebe entwässert und insbesondere das Bindegewebe gestärkt. Die gut löslichen Kieselsäureverbindungen des Hafertees gelangen über die Verdauungsorgane in den Blutkreislauf und treten in den Harn über, wo sie als so genanntes Schutzkolloid die Kristallisation von Harnbestandteilen verhindern und damit der Bildung von Harnsteinen vorbeugen. Voraussetzung für den Heilerfolg ist allerdings die längere und kurmäßige Einnahme.

Sanft und wirksam entwässern

In bestimmten Situationen, beispielsweise während der Schwangerschaft oder kurz vor Beginn der Menstruationsblutung, sowie bei bestimmten Krankheiten des Herzes wird vermehrt Wasser im Gewebe eingelagert. Es bilden sich so genannte Ödeme. Patienten, die dauerhaft an Ödemen leiden, verordnet der Arzt oft ausschwemmende Medikamente (Diuretika).
Diese synthetisch hergestellten Präparate haben leider auch Nebenwirkungen, z. B. Mundtrockenheit, extremes Durstgefühl, Kaliummangel oder Funktionsstörungen der Nebennierenrinden.
Die Wirkstoffe des Hafertees dagegen fördern auf milde Weise die Wasserausscheidung. Frauen, die sich an den »Tagen vor den Tagen« aufgetrieben fühlen, deren Brüste spannen und die das Gefühl haben, die Hosen würden kneifen, trinken mit Vorteil regelmäßig Hafertee. Für Patienten mit ernsthaften Stoffwechsel- oder Herzerkrankungen ist der Tee ergänzend zur ärztlichen Therapie ebenfalls zu empfehlen.

Wer entwässern will – z. B. bei Herzschwäche zur Entlastung des Herzes –, sollte sich salzarm ernähren und auf eine ausreichende Kaliumzufuhr achten.

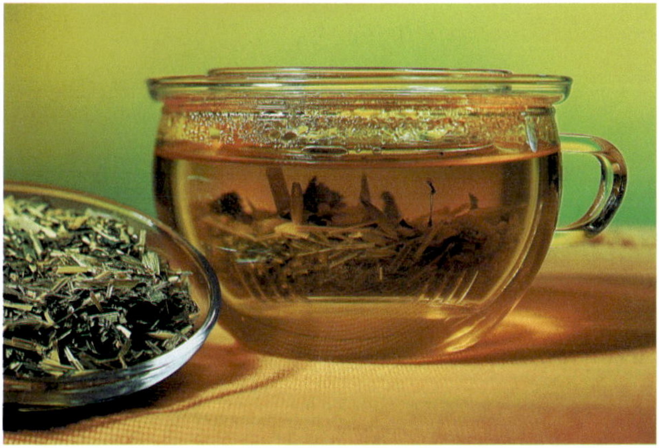

Beim Teetrinken führt man sich Flüssigkeit zu. Die Pflanzeninhaltsstoffe sorgen dennoch für eine Entwässerung.

Das prämenstruelle Syndrom

Die Tage vor der Regel sind für viele Frauen nicht gerade angenehm. Die Fachsprache fasst unter dem Begriff »prämenstruelles Syndrom« (PMS) all die Beschwerden zusammen, die zwar letztlich ungefährlich, für die Frau aber lästig und belastend sind:

- Rücken- und Bauchschmerzen
- Spannungsgefühl in den Brüsten
- Seelische Verstimmung bis hin zur Depression; Reizbarkeit, Nervosität
- Kopf- und Beinschmerzen
- Völlegefühl und Verdauungsprobleme
- Wassereinlagerung und Gewichtszunahme
- Hautunreinheiten

Auslöser für das PMS sind vermutlich hormonelle Veränderungen vor Beginn der Periodenblutung, doch die genauen Vorgänge sind noch nicht geklärt.

Entwässerungstag

Entwässerungstage sind für Frauen während der Schwangerschaft oder gegen das prämenstruelle Syndrom zu empfehlen. Nach Rücksprache mit dem Arzt können auch Menschen mit chronischer Herz-, Lungen- oder Nierenkrankheit in mehrwöchigen Abständen einen Entwässerungstag einlegen.

- Bereiten Sie morgens Ihre Tagesration Reis. Dazu garen Sie 1 Tasse Reis in 2 Tassen ungesalzenem Wasser. Teilen Sie dann den Reis in 4 bis 5 Tagesportionen auf, und essen Sie je nach Jahreszeit entweder Erdbeeren oder Weintrauben, jedenfalls aber geraspelte Äpfel zum Reis – sonst nichts.
- Bereiten Sie 1 Liter grünen Hafertee. Dazu geben Sie 6 Teelöffel grünes Haferkraut in 1 Liter Wasser und lassen es zugedeckt leicht sieden. Diesen Tee trinken Sie im Lauf des Tages, zusätzlich etwa 1,5 Liter stilles Mineralwasser.

Dauertherapie

Zusätzlich zum Entwässerungstag sollte man eine mehrwöchige Kur mit grünem Hafertee machen.

▶ Trinken Sie 4 Wochen lang täglich 1 Liter grünen Hafertee. Dazu mischen Sie 75 Gramm grünes Haferkraut mit 10 Gramm Brennnesselkraut, 10 Gramm Johanniskraut und 5 Gramm Bergfrauenmantel (auch als Fertigpräparat erhältlich). Davon geben Sie 6 Teelöffel in 1 Liter kochendes Wasser und lassen den Tee zugedeckt 10 Minuten sieden.

▶ Nutzen Sie die stoffwechselanregende Wirkung von Kombucha, und bereiten Sie Kombucha auf der Basis von Hafertee (kombiniert mit Brennnessel, Johanniskraut und Bergfrauenmantel) zu. Kochen Sie 2 Liter Tee aus 4 Teelöffeln dieser Mischung, und lassen Sie den Kombuchapilz darin gären (siehe Seite 73). Bevorzugen Sie kaliumreiche Nahrungsmittel wie Kartoffeln, Bananen oder Reis, und verzichten Sie auf salzige Speisen.

Treiben Sie außerdem regelmäßig Sport, und machen Sie Gymnastik. Das unterstützt den Stoffwechsel im Allgemeinen und die Entwässerung im Besonderen.

Kräuter und Gemüse zum Entwässern

- Auch Tees aus Bärentraubenblättern, Birkenblättern, Bukkoblättern, Bruchkraut, Goldrutenkraut, Hauhechelwurzel, Löwenzahnwurzel und -kraut, Orthosiphonblättern, Petersilienwurzel, Wacholderfrüchten und Zinnkraut wirken harntreibend und entwässernd. Aber bitte lassen Sie Vorsicht walten! Verordnen Sie sich bei schweren Organkrankheiten von Herz und Nieren nicht eigenmächtig Teekuren.
- Nutzen Sie die Spargel- und die Erdbeerzeit. Spargel und Erdbeeren schwemmen Wasser aus dem Körper. Günstig ist außerdem Sellerie, den Sie das ganze Jahr über genießen können.

Erhöhte Harnsäurewerte und Gicht

Die Nierenwerte bei der Blutserumuntersuchung umfassen: Harnsäure als Abbauprodukt des Purinstoffwechsels, Harnstoff als Abbauprodukt des Eiweißstoffwechsels, Kreatinin als Abbauprodukt des Muskelstoffwechsels.

Gicht ist eine Wohlstandskrankheit. Sie entsteht, wenn sich im Körper zu viel Harnsäure ansammelt und sich an verschiedenen Stellen, insbesondere in den Gelenken und in den Nieren, ablagert. Die Veranlagung zur Gicht ist erblich. Meist kommen aber als Auslöser zwei Faktoren hinzu: fettreiche Kost mit hohem Fleisch- und Wurstanteil sowie überdurchschnittlich hoher Alkoholkonsum. Der schmerzhafte akute Gichtanfall betrifft häufig zuerst das Großzehengrundgelenk. Der Gichtschmerz kommt in Schüben, meistens in der Nacht. Die Haut wird rot und heiß, das betroffene Gelenk schwillt an und schmerzt stark. Bei rund 40 Prozent der Gichtpatienten bilden sich gleichzeitig Harnsteine. Doch auch aus anderen Stoffwechselabbauprodukten (meist Kalziumsalzen) können Steine entstehen.

Zu viele Purine ...

Harnsäure ist das Abbauprodukt des Purinstoffwechsels. Wesentlicher Bestandteil der Therapie ist also auch eine purinarme Ernährung, d. h. weitgehender Verzicht auf Innereien, Hülsenfrüchte, Geflügelhaut und (Hefeweizen-)Bier. Zum Ausschwemmen der Abbauprodukte muss man reichlich Mineralwasser, Heilwasser oder Kräutertees trinken.

Zur Behandlung akuter Gichtanfälle verschreibt der Arzt Kolchizin, einen Wirkstoff der Herbstzeitlose. So genannte Urikostatika, wie z.B. Allopurinol, sollen dauerhaft helfen, die Harnsäurekonzentration zu senken. Kleinere Steine oder Grieß gehen manchmal (unter Schmerzen) von alleine ab. Größere Steine müssen oft durch Stoßwellen (ESWL) zertrümmert werden. Aber so weit muss es nicht kommen!

... und was man dagegen tun kann

- Flavonoide, Saponine, Pektine und Kieselsäure im grünen Hafertee unterstützen Stoffwechsel und Ausscheidung, denn die Kieselsäureverbindungen treten in den Harn über, wo sie als so genanntes Schutzkolloid die Kristallisation von Harnbestandteilen verhindern. Insbesondere in Kombination mit Brennnesseltee wird der Organismus gründlich entwässert und ausgeschwemmt.
- Kombucha, selbst wenn er mit dem purinhaltigen schwarzen Tee angesetzt ist, hilft bei Gicht – daher die Bezeichnung »Gichtqualle« –, weil der Teepilz das Purin für seinen eigenen Stoffwechsel benötigt. Außerdem reinigt und entgiftet Kombucha durch seinen hohen Gehalt an Glukuronsäure.
- Grüner Tee fördert durch seinen hohen Gehalt an Kalium die Harnausscheidung über die Nieren; die Saponine in Grüntee binden im Darm tierische Fette. Die Fette gelangen also nicht in den Blutkreislauf und belasten die Ausscheidungsorgane nicht.

Zur Behandlung von erhöhter Harnsäure und Gicht sollten Sie auf purinreiche Nahrungsmittel wie Bier, Innereien, Schweinefleisch und Wurst verzichten und Ihren Eiweißbedarf besser mit Seefisch decken.

Teekuren bei Gicht und erhöhter Harnsäure

- Ersetzen Sie grundsätzlich Bier durch grünen Hafertee. Beginnen Sie mit einer 4-wöchigen Kur, bei der Sie täglich 1 Liter grünen Hafertee trinken. Dazu mischen Sie 75 Gramm grünes Haferkraut mit 10 Gramm Brennnesselkraut, 10 Gramm Johanniskraut und 5 Gramm Bergfrauenmantelblätter (auch als Fertigpräparat erhältlich). Davon geben Sie 6 Teelöffel in 1 Liter kochendes Wasser und lassen den Tee zugedeckt 10 Minuten sieden.
- Trinken Sie mindestens 5 Gläser Wasser oder schwachen Kräutertee zusätzlich pro Tag. Das Wasser unterstützt die Ausscheidung der Harnsäure.

▶ Nutzen Sie die stoffwechselanregende Wirkung von Kombucha, und bereiten Sie Kombucha auf der Basis von Hafertee zu (kombiniert mit Brennnessel, Johanniskraut und Bergfrauenmantel). Dazu kochen Sie 2 Liter Tee mit 4 Teelöffeln der Mischung und lassen den Kombuchapilz darin gären (siehe Seite 73). Dann nehmen Sie mehrere Wochen lang täglich 3-mal 0,1 Liter davon ein. Auch Kombucha aus grünem Tee ist zur Dauerbehandlung geeignet.

Die Schlusspunktmethode der Raucherentwöhnung ist am radikalsten, hat aber auch die besten Erfolgsaussichten. Nutzen Sie eine Ausnahmesituation (eine überstandene Krankheit, einen Urlaub oder Wohnungswechsel), um diesen wichtigen Schritt zu tun.

Raucherentwöhnung

Es ist inzwischen hinlänglich bekannt: Rauchen ist eine Sucht, und Nikotin ist ein Suchtmittel. Es gibt eine Vielzahl von Methoden, sich das Rauchen abzugewöhnen. Jeder muss für sich den geeigneten Weg auswählen. Der Wille allein genügt leider oft nicht. Grüner Hafertee kann bei der Raucherentwöhnung eine wertvolle Unterstützung sein.

Verschiedene Methoden …

Nikotin bewirkt einen für die Raucherin und den Raucher angenehm anregenden Nervenreiz. Das Nachlassen dieser Wirkung wird als körperlich unangenehm empfunden. So greift man zur nächsten Zigarette, um den stimulierenden Effekt wieder zu erzielen. Gerade weil sich der Raucher subjektiv wohl fühlt in seiner Haut, ist er wenig motiviert, mit seiner Sucht aufzuhören.

▶ Schlusspunktmethode bedeutet, dass man von einem Tag auf den anderen aufhört.

▶ Bei der Reduktionsmethode verringert man die Zahl der Zigaretten oder raucht jede Zigarette nur noch zur Hälfte.

- Nikotinpflaster und -kaugummis sind Suchtersatzstoffe, die es rezeptfrei in der Apotheke zu kaufen gibt.
- Suggestivmethoden wie z. B. Hypnose helfen nur, wenn der Raucher auch im Alltag sehr viel Disziplin aufbringt.

... durch Hafertee unterstützen

Hafertee ist kein Ersatzstoff für das Suchtmittel Nikotin. Parallel zu einer Entwöhnungskur ist er jedoch unbedingt zu empfehlen, denn dank seiner stoffwechselanregenden Wirkung hilft er, Giftstoffe rasch auszuscheiden sowie Herz und Kreislauf zu entlasten.

Während der Pubertät war Rauchen ein Zeichen von Erwachsensein und von Aufbegehren gegen die elterlichen Verbote. Jetzt aber, da wir erwachsen sind, ist das Aufhören ein Zeichen von Vernunft und Stärke.

Kur mit grünem Hafertee

Trinken Sie 4 Wochen lang täglich 1 Liter grünen Hafertee. Dazu mischen Sie 75 Gramm grünes Haferkraut mit 10 Gramm Brennnesselkraut, 10 Gramm Johanniskraut und 5 Gramm Bergfrauenmantel (auch als Fertigpräparat erhältlich). Davon geben Sie 6 Teelöffel in 1 Liter kochendes Wasser und lassen den Tee zugedeckt 10 Minuten sieden.

Haferabkochung

Dazu brauchen Sie reife Haferpflanzen, die unmittelbar vor der Ernte geschnitten wurden. Mischen Sie 1,5 Teile zerkleinertes Hafervollkorn mit 5 Teilen 90-prozentigem Ethylalkohol aus der Apotheke. Dann füllen Sie die Mixtur in ein lichtgeschütztes und gut verschließbares Glasgefäß, das Sie immer wieder schütteln und 72 Stunden bei Zimmertemperatur lagern; dann filtern Sie ab. Als tägliche Dosis nehmen Sie 4-mal jeweils 1 Milliliter Alkoholextrakt, der mit jeweils 4 Milliliter Wasser verdünnt wird. Eine 4-wöchige Kur kann, wie in Studien nachgewiesen wurde, sehr gute Resultate erbringen.

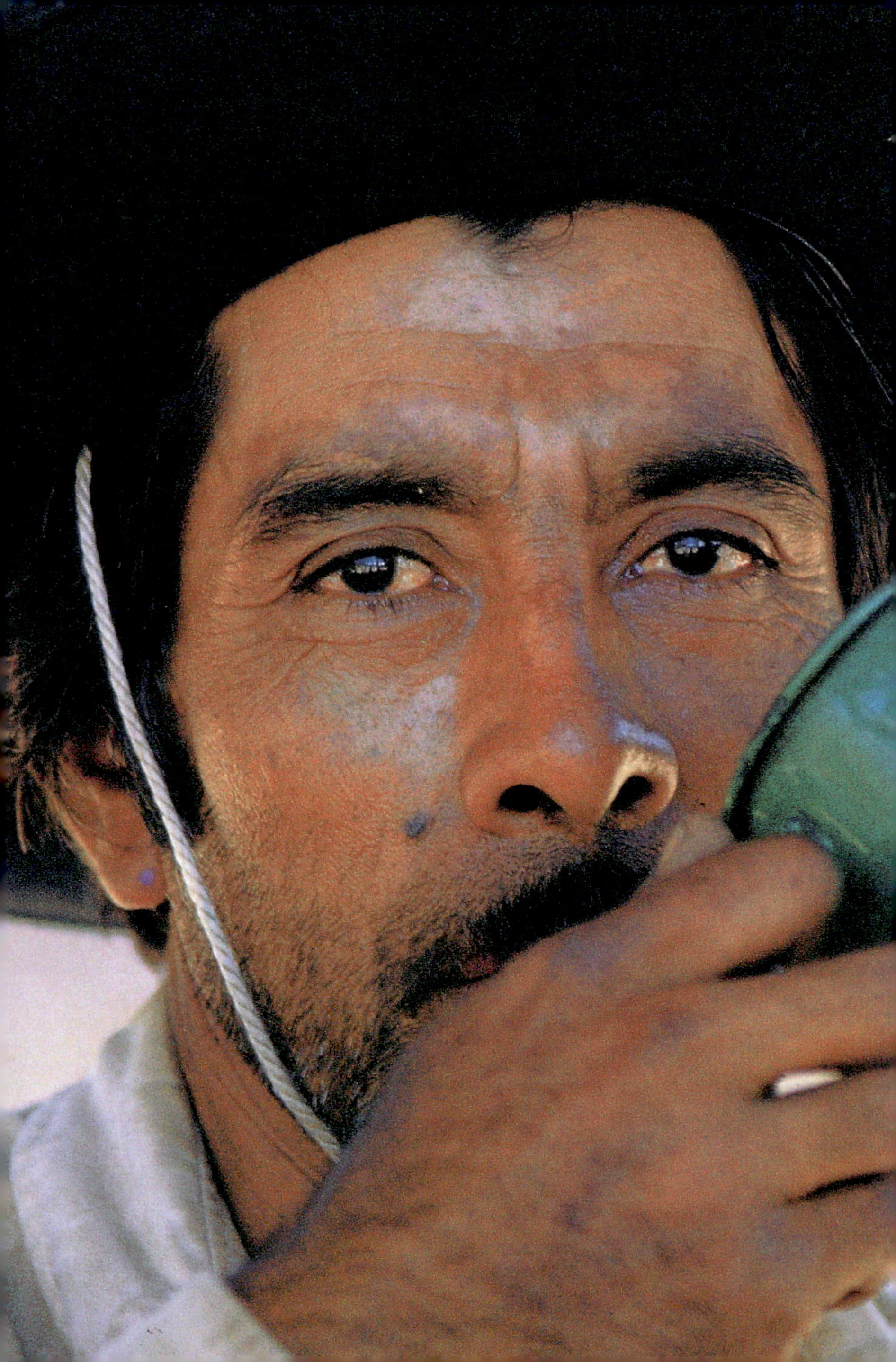

Matetee – rundum anregend

Der Begriff »Mate« stammt ursprünglich aus der Inkasprache und bezeichnete das Gefäß, aus dem eine teeähnliche Flüssigkeit getrunken wurde. Heute bezeichnet man mit Mate die Blätter von etwa 15 Arten der Stechpalme. Bei der Ernte werden kleinfingerdicke Zweige geschnitten und über Feuer bewegt, so dass die Blätter welken. Dabei entstehen die für den Tee typischen Aromastoffe. Matetee wird in Paraguay traditionell in einem hohlen Flaschenkürbis aufgebrüht und dann mit einem Metallröhrchen gesaugt. Mate ist ein Getränk für gesellige Runden, das immer wieder herumgereicht und drei- bis viermal aufgegossen wird.

In der freien Natur sorgen die Fasane für die Verbreitung von Mate, indem sie die Samen aufpicken und die Schale im Verdauungstrakt aufschließen. Die Missionare machten sich diese Beobachtung zunutze: Sie mischten die ungeschälten Samen ins Hühnerfutter und bekamen auf diese Weise das Saatgut zurück.

Gesunder Tee aus Paraguay

- Matetee stammt von der Pflanze Ilex paraguariensis und hat noch eine Reihe anderer Namen, darunter Yerbatee oder auch Paraguaytee. Das Anlegen von Kulturen erwies sich als sehr schwierig, weil Matesamen nur keimen, wenn die harte Fruchtschale aufgespalten wird. Um weitläufige Kulturen anzulegen, muss man den Samen maschinell quetschen und waschen.
- Der Baum mit seiner grauweißen Rinde sieht unserer heimischen Birke ähnlich. Bei Fruchtreife werden die Zweigspitzen abgeschlagen. Damit sie nicht braun werden (oxidieren), müssen sie sofort verarbeitet werden. Durch Rösten und Dörren werden Enzyme, die eine rasche Verderbnis der Blätter herbeiführen könnten, zerstört.

Die Eingeborenen Südamerikas schätzen Matetee von jeher als gesundes, aber auch alltägliches Getränk.

Koffein, an Gerbstoffe gebunden

Mate enthält 0,3 bis 1,5 Prozent Koffein, von dem etwa die Hälfte an Gerbstoffe gebunden ist, so dass seine Wirkung mit Verzögerung einsetzt. Weitere Inhaltsstoffe von Mate sind:

- Theobromin
- Chlorogensäure
- Vitamin B2, B3, B5 und B6
- Theophyllin
- Rutin
- Vitamin C

In Paraguay trinkt man Mate gewöhnlich kalt mit Zitronenwasser. In Brasilien dagegen saugt man ihn heiß mit einem Trinkrohr (Bombilla) aus einem hohlen Kuhhorn oder einer Kalebasse.

Anregen, ohne aufzuputschen

Mate wirkt durch seinen Koffeingehalt mild anregend auf das Nervensystem und die Verdauung. Im Kaffee und schwarzen Tee ist das Koffein nicht an Gerbstoffe gebunden, sondern frei und sofort verfügbar. Deshalb wirkt es unmittelbar. Anders dagegen das Koffein in Mate und auch im grünen Tee (siehe Seite 14f.). Theobromin und Theophyllin wirken bronchialerweiternd. Menschen, die an Bronchitis oder Asthma leiden, empfinden Matetee daher als sehr wohltuend. Darüber hinaus unterdrückt Mate das Hungergefühl und wird deshalb als natürlicher Appetitzügler verwendet. Auch eine antirheumatische Wirkung wird ihm nachgesagt; sie konnte aber noch nicht wissenschaftlich belegt werden.

Tee mit Tradition

Die spanischen und portugiesischen Eroberer brachten Mate im 16. Jahrhundert nach Europa. Während der Zeit der Kolonialisierung und Christianisierung trieben die Jesuiten einen Gewinn bringenden Handel damit. In unserem Jahrhundert war Mate während der zwanziger und dreißiger Jahre ein beliebtes Modegetränk.

Konzentrationsstörungen, Müdigkeit

Durch zunehmende Reizüberflutung fällt es immer schwerer, sich längere Zeit auf eine Sache zu konzentrieren. Die Gedanken springen hin und her oder drehen sich ständig im Kreis. Obwohl man nicht wirklich produktiv war, fühlt man sich abends erschöpft, müde und antriebslos. Chronische Erschöpfung, das so genannte CFS, gilt inzwischen als Krankheit. Mögliche Ursachen sind Stress, chronisch schlechter Schlaf, Mangelernährung oder Viren wie z. B. das Epstein-Barr-Virus (siehe Seite 87).

Frühstücken wie ein König? Nicht unbedingt, denn Essen macht bekanntlich müde, und nur ein Märchenkönig kann sich nach dem Frühstück wieder ins Bett legen.

Morgens und mittags Mate

Matetee ist ideal, um den Tag mit Schwung zu beginnen. Am besten kochen Sie einen ganzen Liter, füllen ihn in die Thermoskanne und trinken den Tee bis zum frühen Nachmittag. Matetee enthält gebundenes Koffein, das den Kreislauf nicht schwallartig überflutet, sondern dosiert und allmählich wirkt.

Tagesgedeck

Gießen Sie 3 Teelöffel Mateblätter mit 4 Tassen (ca. 1 Liter) heißem Wasser auf, und seihen Sie nach 5 Minuten ab. Eine Tasse trinken Sie zum Frühstück, das nicht allzu üppig ausfallen sollte (z. B. 1 Esslöffel Haferflocken, 1/2 Banane und etwas Milch oder süße Sahne), den Rest gießen Sie in eine Thermoskanne und trinken ihn bis zum frühen Nachmittag. Achten Sie bei allen Mahlzeiten auf reichliche Zufuhr von Vitaminen, Mineralstoffen und bioaktiven Substanzen. Außerdem sollten Sie durch Sport den Kreislauf ankurbeln. Das hilft Ihnen, den neuen Tag mit guter Laune und der Erwartung eines angenehmen Verlaufs anzugehen.

Antikopfschmerztee
Mischen Sie 40 Gramm Mate mit je 20 Gramm Angelikawurzeln und Melisseblättern. Gießen Sie 2 Teelöffel davon mit 2 Tassen kochendem Wasser auf, und seihen Sie nach 10 Minuten ab. Speziell zur Behandlung von Migräne mischen Sie je 30 Gramm Mate, Jasmin und Ehrenpreiskraut und bereiten den Tee wie oben beschrieben zu.
Bewährt hat sich zudem das Einreiben der Schläfen mit Pfefferminzöl, das mit etwas Jojobaöl verdünnt wurde.

Wegen seines Koffeingehalts sollte man sich auch beim Genuss von Mate mäßigen und nicht mehr als einen Liter täglich trinken.

Mate als Schlankheitstee

Das derzeitige Schönheitsideal lässt keine barocken Formen zu, sondern fordert gnadenlos Schlanksein. Ob man (oder eigentlich: frau) sich diesem Diktat unterwerfen will, ist eine ganz persönliche Entscheidung. Aber unabhängig von den Meinungen anderer sollte man überlegen, mit welchem Gewicht und welchem Leibesumfang man sich am wohlsten fühlt. Kommt man aus freien Stücken zu der Einsicht, dass man abnehmen will, um leichter und beweglicher zu sein, so ist das ideal – und für Herz und Kreislauf sehr gesund.

Den Magen schonen

Mate regt den Kreislauf an wie Kaffee, aber der Tee schont nicht nur den Magen, er regt auch die Motorik der Verdauungsorgane an. Er ist daher bei Problemen wie Reizmagen eine echte Hilfe.

- Ersetzen Sie Kaffee durch Matetee.
- Wenn Sie den Tee eher länger ziehen lassen, treten vermehrt gesundheitsfördernde Gerbstoffe aus den Blättern ins Wasser über.

Was besagt der Bodymass-Index?

Der Bodymass-Index (BMI) ist der Quotient aus dem Körpergewicht in Kilogramm und dem Quadrat der Körpergröße in Metern. Ihren BMI errechnen Sie also folgendermaßen:

$$\text{BMI} = \frac{\text{Gewicht}}{(\text{Größe})^2}$$

Ein Beispiel: Wenn Sie 1,70 Meter groß sind und 70 Kilogramm wiegen, dann haben Sie einen Bodymass-Index von 24,2. Dieser Wert ergibt sich folgendermaßen:

$$\text{BMI} = \frac{70}{1{,}70^2} = 24{,}2$$

Als Normwert gilt für Frauen ein BMI zwischen 18 und 24, für Männer ein BMI zwischen 20 und 25. Wenn Ihr Index unter- oder oberhalb des normalen Rahmens liegt, kann das Unter- oder Übergewicht Ihren Organen und dem Kreislauf schaden.

Normalgewicht und Idealgewicht werden als Anhaltspunkte in der Gewichtsdebatte kaum noch benutzt, wichtig ist das »Wohlfühlgewicht«. Aber durch die Hintertür kam als neuer Maßstab der Bodymass-Index herein: Ganz ohne Richtwerte klappt es auch mit dem Wohlfühlen nicht.

Warum Abnehmen sinnvoll wäre

Es ist nachgewiesen, dass übergewichtige Menschen ein mehrfach erhöhtes Risiko eingehen, an einer oder mehreren der folgenden Krankheiten zu leiden:

- Bluthochdruck
- Arteriosklerose
- Typ-II-Diabetes

Wenn Sie stark übergewichtig sind, tut Handeln Not. Fast alle so genannten Zivilisationskrankheiten lassen sich ohne Medikamente, allein durch eine Umstellung der Ernährung behandeln. Wenn das keine gute Nachricht ist! Matetee sollte ein Bestandteil Ihrer gesunden Ernährung sein.

Ohne Nebenwirkungen

Manche Appetitzügler enthalten Betäubungsmittel und pflanzliche Abführmittel. Beides wirkt Sucht erzeugend; Abführmittel schädigen außerdem die Darmschleimhaut. Besser also gar nicht erst damit anfangen.

Medikamentöse Appetitzügler regen entweder bestimmte Zentren im Gehirn an, die den Stoffwechsel regulieren, oder sie hemmen andere Gehirnzentren, die für das auftretende Hungergefühl zuständig sind. Weil Appetitzügler oft auch Betäubungsmittel enthalten, sollten sie nur unter ärztlicher Aufsicht eingenommen werden. Die häufigsten Nebenwirkungen sind Schlafstörungen, Schwindel oder Konzentrationsstörungen. Das allein ist schon schlimm genug. Und das Grundproblem, dass übergewichtige Menschen sich oft falsch, nämlich einseitig, meist zu fett sowie vitamin- und mineralstoffarm, ernähren, bleibt in aller Regel ungelöst. Kaum sind die Medikamente abgesetzt, nehmen sie wieder an Gewicht zu.

- Matetee ist ein ganz natürlicher Appetitzügler ohne Nebenwirkungen. Auch wenn man ihn täglich trinkt, sind keine Schäden oder Spätfolgen zu befürchten. Aus Vernunftgründen sollte man aber nicht mehr als einen Liter pro Tag zu sich nehmen.
- Gleichzeitig sollte man ein paar ganz zentrale Punkte in der Ernährung berücksichtigen: die Mahlzeiten mit bunten Salaten beginnen und die Hauptspeise entsprechend reduzieren; auf versteckte Fette in Wurst, Käse und Fertiggerichten achten; Suppen nicht als Vorspeise, sondern als Hauptgericht verzehren; auf Süßigkeiten möglichst verzichten und stattdessen reifes, süßes Obst essen.
- Einmal am Tag sollte man sich körperlich so fordern, dass man ein wenig außer Atem ist und das Herz klopft. Zuvor aber muss eine ärztliche Organuntersuchung erfolgen! Finden Sie eine Sportart, die Ihnen Freude macht.

Tagesmenü

- Gießen Sie 3 Teelöffel Mateblätter mit 4 Tassen (ca. 1 Liter) heißem Wasser auf, und seihen Sie nach 5 Minuten ab. Trinken Sie morgens eine Tasse, füllen Sie den Rest in eine Thermoskanne, und trinken Sie ihn im Lauf des Tages.
- Warten Sie mit dem Frühstück so lange, bis Sie wirklich Hunger (nicht Appetit oder Lust) verspüren. Beginnen Sie das Frühstück mit 1 kleinen Glas (0,1 Liter) Kombucha, den Sie in kleinen Schlucken trinken. Dann geben Sie 1 Esslöffel Haferflocken und 1/2 zerkleinerte Banane in 1 Becher probiotischen Joghurt und essen dieses Frühstück langsam, wobei Sie gründlich kauen und einspeicheln.
- Zum Mittagessen gibt es eine Suppe aus 2 Kartoffeln und 2 Karotten, die Sie in Salzwasser oder Gemüsebrühe garen. Das Abendessen besteht aus blanchiertem Gemüse (z. B. Brokkoli) oder aus einem bunten Salatteller mit magerem Fisch oder einem vegetarischen Bratling.
- Essen Sie Obst gegen den kleinen Hunger.

Trinken Sie vor jeder Mahlzeit ein großes Glas stilles Mineralwasser!

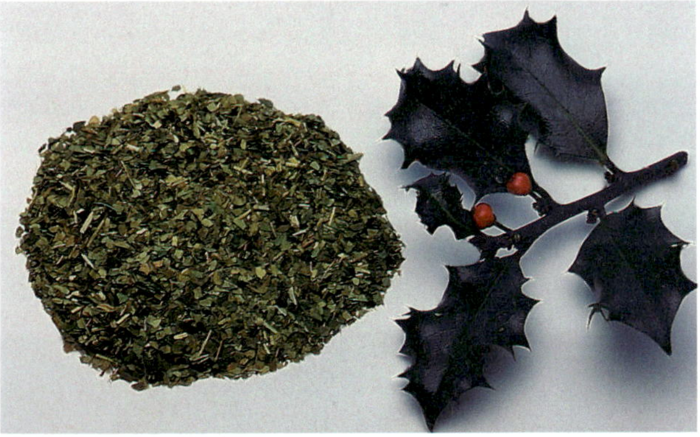

Durch Zerkleinern der Blätter von Teesträuchern können beim Aufbrühen sowohl Wirk- als auch Aromastoffe besser zur Geltung kommen.

Entsäuerungskur mit Heiltees

Stoffwechselvorgänge können ausgewogen nur unter stabilen Bedingungen verlaufen, zu denen vor allem ein bestimmtes Verhältnis von Säuren und Basen gehört. Dieses Säure-Basen-Verhältnis wird mit dem pH-Wert angegeben. Der pH-Wert im Blut liegt normalerweise bei etwa 7,4. Bei Werten unter 7,35 spricht man von Übersäuerung (Azidose), bei Werten über 7,45 von Alkalose.

Irgendwie krank?

Überschüssige Säuren werden über die Nieren und die Haut ausgeschieden bzw. über die Lunge abgeatmet. Jahrelange Übersäuerung führt zu einer regelrechten Starre der Körperzellen, was auch die Zellatmung und die Organdurchblutung verschlechtert. Eine Übersäuerung des Körpers ist oft die Ursache von

- Kopfschmerzen
- Hautproblemen
- Abwehrschwäche
- Chronischer Müdigkeit

Säure bildend sind: Fleisch, Räucherwaren, tierische und gehärtete Fette, Colagetränke und Essig, Weißmehl und Weißmehlprodukte, raffinierter Zucker, Kaffee und Alkohol.

Basen bildend sind: fast alle Salate und Gemüse, insbesondere Karotten und Kartoffeln, Sojaprodukte, süße Sahne, süßes Obst, naturbelassenes Öl, stilles Mineralwasser und Kräutertees. Auch Leitungswasser kann in unseren Breiten normalerweise ohne Bedenken getrunken werden.

Entgiftend wirken außer Lapacho- und Matetee auch Brennnessel, Schafgarbe, Tausendgüldenkraut und Zinnkraut sowie Brombeer-, Johannisbeer-, Kamillen- und Lindenblütentee.

Basische Säuren?

Organische Säuren wie Fruchtsäure in reifem Obst wirken als Basenbildner; auch Milchsäure in Sauerkraut oder in Kombucha nützt dem Organismus, weil sie für eine intakte Darmflora sorgt. Schädlich sind die Abbauprodukte des Eiweißstoffwechsels und anorganische Säuren wie Schwefel-, Salpeter- und Phosphorsäure.

Nicht bei Vorerkrankung!

Beachten Sie: Wer bereits krank ist, darf die Entsäuerungskur nicht in Eigenregie machen. Für Menschen mit Herz-Kreislauf-Problemen, bestimmten Organkrankheiten sowie für Diabetiker kann sie sogar schädlich sein.

Am Vortag verzichten Sie auf Fleisch, Kaffee, Alkohol und Zucker. Abends gehen Sie in die Sauna.

1. Tag: Reinigen Sie zu Beginn der Kur Ihren Darm. Dazu nehmen Sie einmalig auf nüchternen Magen 1 gestrichenen Teelöffel Glaubersalz, gelöst in 1/4 Liter lauwarmem Wasser. Das Salz wirkt rasch! Diese Darmreinigung können Sie durch ein Klistier unterstützen. Trinken Sie über den Tag verteilt je 1/2 Liter Lapacho- und Matetee, überdies stilles Mineralwasser bzw. Kräutertee, und nehmen Sie zu Mittag eine Gemüsebrühe zu sich.

2. bis 5. Tag: Trinken Sie wiederum täglich je 1/2 Liter Lapacho- und Matetee, außerdem stilles Mineralwasser, Kräutertee und zu Mittag Gemüsebrühe.

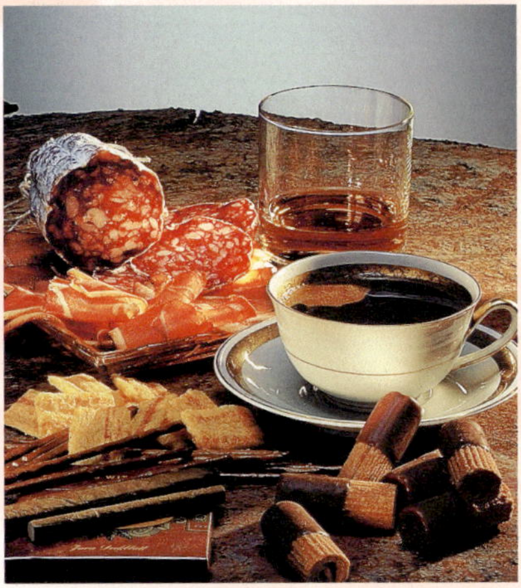

Auf die Plätzchen zum Tee müssen Sie bei einer Kur meist verzichten.

Schonen Sie sich, machen Sie Gymnastik, Yoga und Wechselduschen.

6. Tag: Bauen Sie langsam wieder auf. Essen Sie als erstes einen Apfel, den sie gründlich kauen. Für den Übergang eignen sich basenreiche Suppen und Gemüse – vor allem Kartoffeln. Haferflocken sind geeignet, den Bedarf an Eiweiß und Kohlenhydraten zu decken.

Gemüsebrühe

Dünsten Sie ca. 200 Gramm geputztes Gemüse (nach Wahl, auf alle Fälle sollten Kartoffeln, Karotten, Brokkoli und Zwiebeln dabei sein) in etwas Olivenöl an, würzen Sie mit wenig Meersalz, gießen mit Wasser auf, fügen frische Gartenkräuter hinzu, und pürieren Sie dann die Suppe mit dem Zauberstab oder im Mixer.

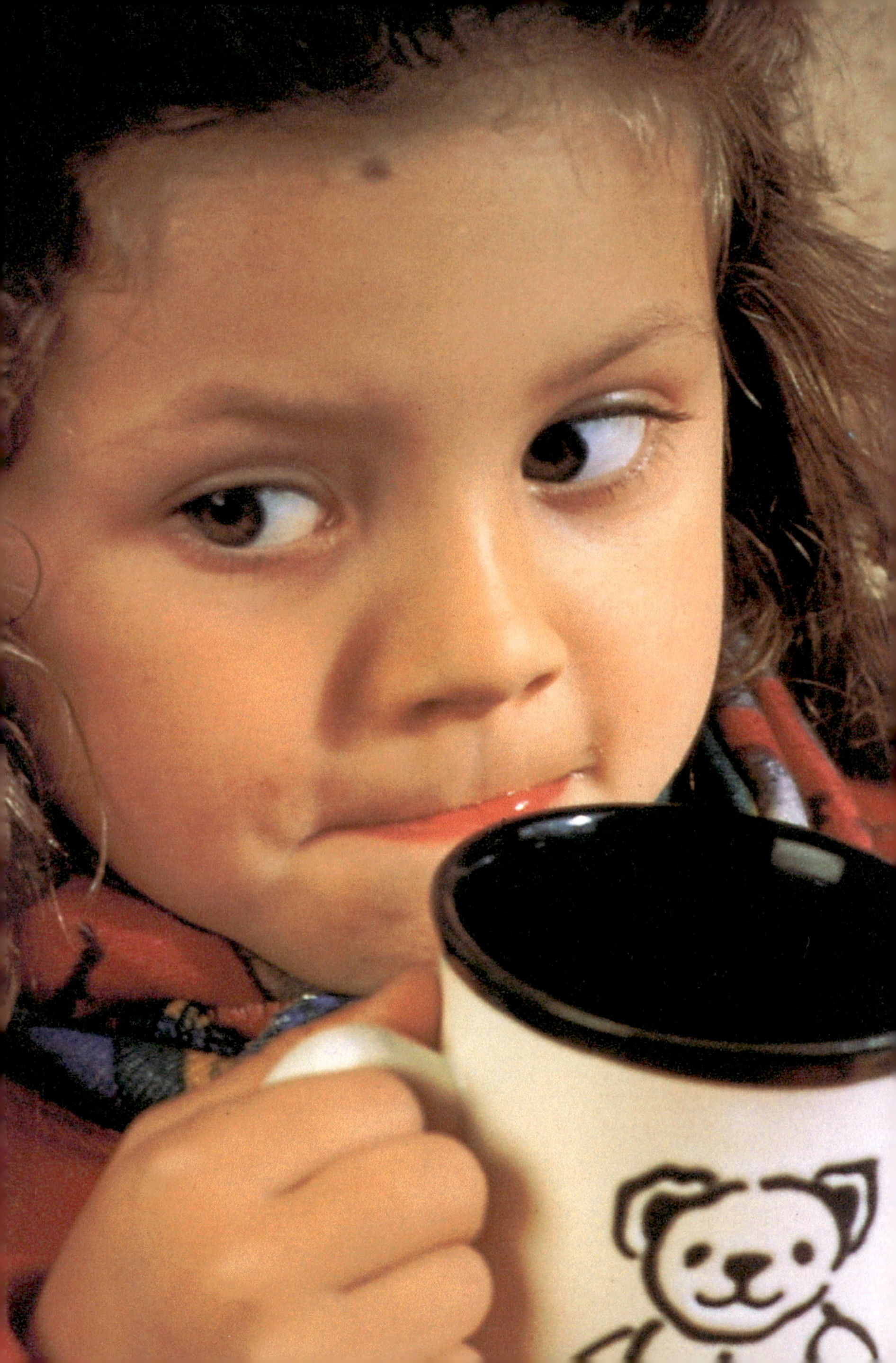

Rotbuschtee – speziell für Kinder

Der Rotbuschstrauch, auch Massai oder (in der Sprache Afrikaans) Rooibos genannt, ist eine Leguminosenart, die in den Cedarbergen Südafrikas wächst. Der Tee hat eine intensiv rote Farbe und ein unverwechselbares, volles und süßliches Aroma. Rotbuschtee enthält kein Koffein und ist ein sehr bekömmliches Alltagsgetränk. Für unsere Gesundheit besonders wertvoll ist er durch seinen Gehalt an Flavonoiden, Kalzium, Fluor, Mangan und Eisen. Weil sein Geschmack an Himbeeren und Kakao erinnert, lieben die Kinder ihn ganz besonders – und Kindern tut er auch besonders gut.

Rotbuschtee enthält kein Koffein, hat ein wunderbares Aroma und ein ungewöhnliches Wirkstoffprofil: ein idealer Haustee, der auch in der Hausapotheke einen festen Platz haben sollte.

Keine Reizstoffe

Rotbuschtee ist ein relativ junges Getränk. Seine Geschichte begann vor rund 100 Jahren, als ein russischer Kaufmann am Kap der guten Hoffnung Ureinwohner dabei beobachtete, wie sie aus den Blättern des Rotbuschstrauchs einen Tee zubereiteten. Vom Geschmack war er begeistert, und er brachte den Tee auf den Markt. Ende der sechziger Jahre des 20. Jahrhunderts entdeckte eine Mutter, dass Rotbuschtee die allergisch bedingten Koliken ihres Babys linderte. Diese Beobachtung wurde von anderen Müttern bestätigt. Daraufhin begann in Japan und Südafrika die wissenschaftliche Erforschung des Tees. Heilende Wirkung hat er u.a. bei Bauchkrämpfen, Allergie, Akne, Ekzem und Windeldermatitis sowie bei Eisenmangel, Osteoporose, Sodbrennen, Bluthochdruck und Schlafstörungen.

Ein Getränk mit dem richtigen Geschmack sorgt automatisch für eine regelmäßige Flüssigkeitszufuhr. Und dies gilt auch bei Kindern.

Botanik und Ernte

Eineinhalb Jahre nach der Pflanzung wird der Strauch zum ersten Mal abgeerntet. Er hat eine Lebenszeit von nur zehn Jahren. Wenn der Busch stirbt, verfärbt er sich feuerrot: So kam der Rotbusch zu seinem Namen.

Rotbusch ist ein ginsterähnlicher Strauch (Aspalathus linearis) mit dünnen Zweigen und nadelförmigen Blättern. Er kann bis zu zwei Meter hoch werden. Zur Ernte schneidet man den ganzen Strauch etwa 30 Zentimeter über dem Boden ab, zerkleinert die Zweige und Blätter und setzt (ähnlich wie bei der Herstellung von schwarzem Tee) durch Rollen und Befeuchten einen Fermentationsprozess in Gang. Dadurch entstehen die typische rote Farbe und das süßliche Aroma des Tees.
Nach der maximal 24-stündigen Fermentation wird Rooibos gleichmäßig dünn ausgebreitet, unter freiem Himmel von der heißen Sonne Südafrikas getrocknet und anschließend maschinell pasteurisiert.

Die Inhaltsstoffe

Rotbuschtee ist frei von Koffein und anderen Reizstoffen, das macht ihn so überaus bekömmlich. Gesund und heilend aber wirkt er dank weiterer Inhaltsstoffe, darunter als wichtigste:

- Flavonoide, die in unserem Organismus die schädlichen freien Stoffwechselradikale einfangen und als zellschützende Antioxidanzien wirken
- Eisen, das – im Unterschied zu anderen Teesorten –, nicht an Tannine gebunden ist und deshalb in einer für den Körper gut verwertbaren Form zugeführt wird
- Die Mineralstoffe Kalzium und Fluor für die Gesundheit von Knochen und Zähnen, außerdem Mangan, das eng mit Kalzium zusammenarbeitet und ebenfalls zum Aufbau von Knochen und Zähnen sowie des Bindegewebes dient
- Aspalathin und Nothofagin, die Allergien hemmen und freie Radikale unschädlich machen

Vorbeugung gegen Allergien

Hausstaubmilben, Blütenpollen, Nahrungsmittel, Tierhaare, Metalle, Textilien oder Reinigungsmittel sind häufig an sich ganz harmlose Stoffe, aber sie können in unserem Körper eine Allergiereaktion auslösen: Es kommt zu Hautausschlägen, Schleimhautschwellung, Heuschnupfen oder Asthma. Eine ursächliche Behandlung gibt es nur selten.

Am ehesten hilft Allergenkarenz, d.h., man versucht, den auslösenden Stoff (das Allergen) möglichst von sich fern zu halten. Das ist oft leichter gesagt als getan. Immer mehr Menschen leiden an Allergien. Leider gibt es auch in der Vorbeugung kein Wundermittel, doch Rotbuschtee enthält mehrere Substanzen, die positiv und schützend wirken.

Führen Sie ein Allergietagebuch, in dem Sie zwei Wochen lang notieren, was Sie wann gegessen und getrunken bzw. Ihrem Kind gegeben haben, und wann eine Überempfindlichkeitsreaktion erfolgte.

Fehlreaktion des Immunsystems

- Aus Gründen, die man noch nicht genau kennt, reagiert das Immunsystem, das uns nur vor schädlichen Stoffen schützen soll, plötzlich fehlerhaft und übereifrig. Harmlose Substanzen werden als Gefahrenstoffe eingestuft und bekämpft.
- Es wird eine so genannte Antigen-Antikörper-Reaktion in Gang gesetzt. Dadurch platzen die Mastzellen in der Schleimhaut regelrecht auf, und es werden bestimmte Überträgerstoffe freigesetzt. Diese wiederum führen die typischen Haut- und Schleimhautveränderungen herbei.
- Bei einer Autoimmunreaktion richtet sich die Abwehr sogar gegen körpereigene Substanzen. Autoimmunvorgänge spielen u.a. bei rheumatischen Erkrankungen und bei Typ-I-Diabetes eine Rolle.

Nahrungsmittelallergie

Bei der Weglass- oder Eliminationsdiät wird jeweils für einige Wochen ein bestimmtes Nahrungsmittel weggelassen und darauf geachtet, ob sich die Beschwerden bessern.

Eine echte Allergie, d.h. eine spezifische Immunreaktion unmittelbar nach Kontakt mit dem Allergen, ist bei Nahrungmitteln eher selten. Am häufigsten treten so genannte Unverträglichkeitsreaktionen auf. Am weitesten verbreitet sind:

- Die pseudoallergische Reaktion durch Farb- und Konservierungsstoffe in Lebensmitteln
- Hautrötung, Juckreiz und Nasenlaufen nach dem Verzehr von Wurst, Käse, Thunfisch oder Sardinen, hervorgerufen durch den in diesen Nahrungsmitteln enthaltenen Entzündungsstoff Histamin
- Migräneartige Kopfschmerzen nach dem Verzehr von reifem Käse, Rotwein oder Schokolade, hervorgerufen durch die darin enthaltene Substanz Phenylethylamin
- Bauchkrämpfe, Blähungen und Durchfall nach dem Trinken von Milch, hervorgerufen durch das Fehlen eines Enzyms zur Spaltung von Milchzucker

Hinweise auf eine echte Allergie

Die echte Lebensmittelallergie geht oft mit einer Pollenallergie einher. Dabei gibt die Pollenallergie bereits einen Hinweis auf das jeweilige Lebensmittelallergen.

- Gräserpollenallergie geht oft einher mit einer Soja-, Tomaten- oder Erdnussallergie.
- Birkenpollenallergie tritt oft gemeinsam mit einer Nuss-, Apfel- oder Steinobstallergie auf.
- Beifußallergie ist oft kombiniert mit einer Sellerie-, Gewürz- oder Karottenallergie. Kiwi-, Avocado- oder Bananenallergie kann auf eine Allergie gegen Naturlatex hinweisen.

Vorbeugen mit Rotbuschtee

Rotbuschtee enthält Mangan, Flavonoide und Querzetin. Mangan unterstützt die Leber, unser zentrales Entgiftungsorgan, und reguliert damit die körpereigene Abwehr. Es hilft, eine überschießende Reaktion zu verhindern. Als Bestandteil von Enzymen ist Mangan außerdem am Stoffwechsel beteiligt. Neben Mangan sind auch die in Rooibos enthaltenen Flavonoide unentbehrlich zur Vorbeugung gegen Allergien. Flavonoide wirken insgesamt entspannend auf die Darmmuskulatur. Das Querzetin hemmt die übermäßige Ausschüttung von Histamin aus den Mastzellen, die beim Betroffenen zu Hautjucken und Erbrechen führt.

Additionsdiät bedeutet, dass man nach einer Fastenkur langsam wieder aufbaut und ein Nahrungsmittel nach dem anderen hinzufügt, bis wieder Beschwerden auftreten (bei Kindern nicht durchführbar).

Rotbusch, klassisch
Übergießen Sie 1 Teelöffel Rotbuschblätter mit 1 Tasse (ca. 200 Milliliter) kochendem Wasser, und seihen Sie nach 3 bis 5 Minuten ab. Der Tee enthält kein Koffein und kann daher ohne weiteres auch abends getrunken werden. Geben Sie etwas Milch bzw. Sahne oder etwas Fruchtsaft in den Tee.

Entlastungskur für die Leber
Ersetzen Sie 4 Wochen lang Wein und andere Alkoholika durch Rotbuschtee: Bereiten Sie für den Abend einen Tee aus 5 Teelöffeln Rotbuschblättern, die Sie mit 1 Liter kochendem Wasser überbrühen, und trinken Sie diese Portion mit etwas Milch während des Abends.

Babytrunk gegen Allergie
Geben Sie Ihrem Kind täglich mindestens 1/2 Liter Rotbuschtee, vermischt mit naturreinem Fruchtsaft, ins Fläschchen oder vor dem Essen.

Eisenmangel

Eisen macht die Wangen rot, aber warum eigentlich? Etwa dreimal pro Jahr werden die roten Blutzellen (Erythrozyten) erneuert, aber nicht in Form einer einmaligen Aktion, sondern kontinuierlich, täglich und unbemerkt:

Eisen wird für den Aufbau der roten Blutkörperchen benötigt.

- Alte Zellen sterben ab, werden über Milz und Leber abgebaut, neue Zellen müssen gebildet werden. Wichtige Bausteine bei der Erythrozytenbildung sind Eisen, Vitamin B12 und Folsäure. Wenn einer dieser Stoffe im Körper nicht ausreichend vorhanden ist, werden nur eingeschränkt funktionsfähige Erythrozyten hergestellt.
- Diese Zellen aber sind die Fahrzeuge, die den lebenswichtigen Sauerstoff in die Zellen transportieren. Besteht ein Mangel, so spricht man von Blutarmut (Anämie). Rotbuschtee kann insbesondere die durch Eisenmangel bedingte Anämie – sie ist die weitaus häufigste Form – lindern.

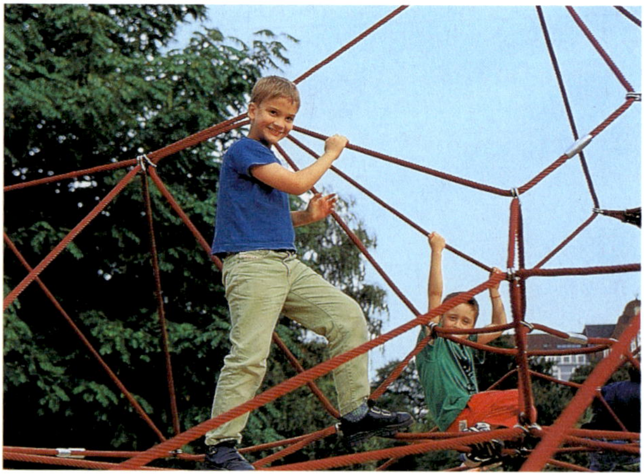

Viel Aktivität und Tatendrang sind Merkmale eines gesunden Kindes.

Symptome der Eisenmangelanämie

Der Organismus kann den Eisenmangel abfedern, indem er möglichst viel von dem Mineral zurückhält und recycelt. Doch auch das geht nur begrenzte Zeit. Früher oder später treten folgende Kennzeichen einer Eisenmangelanämie auf:

- Ständige Müdigkeit
- Bleiches Aussehen
- Brüchiges Haar und spröde Haut
- Mundwinkelschrunden
- Fingernagelveränderungen
- Verminderte körperliche und geistige Leistungsfähigkeit

Es gibt auch noch andere Formen von Blutarmut, die u. a. durch Vitamin- oder Eiweißmangel verursacht sind. Wenn Selbsthilfemaßnahmen nach einigen Wochen keine Besserung bringen, sollte man unbedingt zum Arzt gehen.

Gut verwertbares Eisen im Rotbuschtee

Anders als die meisten anderen Tees versorgt uns Rotbuschtee mit einer chemisch außergewöhnlich gut verwertbaren Form von Eisen. Dieses ist in Rotbuschtee nämlich nicht an Tannin gebunden und damit nicht für den menschlichen Stoffwechsel blockiert.

Viele Ärzte empfehlen hoch dosierte Eisenpräparate, ohne freilich einen nennenswerten Anstieg des Eisengehalts im Blut zu erreichen. Der Grund für den Misserfolg: Eisen wird im Körper nur dann optimal aufgenommen, wenn genügend Vitamin C vorhanden ist. Wer auf täglich einen Liter Rotbuschtee mit zusätzlich etwas Vitamin C setzt, erzielt gute Erfolge.

Trunk gegen Eisenmangel

Übergießen Sie 5 Teelöffel Rotbuschblätter mit 1 Liter kochendem Wasser, und lassen Sie den Tee 5 Minuten ziehen. Servieren Sie ihn zusammen mit Vitamin-C-haltigen Lebensmitteln, z. B. Zitrusfrüchten, Johannisbeeren, Kiwis oder Sanddorn. Auch eine Prise Vitamin-C-Pulver (Askorbinsäure) im Tee ist eine Möglichkeit.

Wie viel Eisen braucht der Mensch?

- Ein erwachsener Mann braucht täglich zehn bis zwölf Milligramm Eisen, eine Frau etwas mehr, nämlich bis zu 15 Milligramm, weil sie mit der Menstruation Blut verliert.
- Wer Leistungssport treibt oder regelmäßig Blut spendet, sollte seinem Organismus täglich etwa 20 Milligramm Eisen zuführen.
- Säuglinge und Kleinkinder benötigen bis zu acht Milligramm täglich, Jugendliche bis zu 15 Milligramm.
- Schwangere Frauen brauchen rund 30 Milligramm Eisen.

Wichtige Eisenlieferanten sind Leber, Bierhefe, Muscheln, Sesam, Sojaprodukte, Weizenkeime, Linsen und Haferflocken. Eisen tierischer Herkunft ist im Prinzip besser verwertbar, doch kann man pflanzliche Lebensmittel durch die richtige Auswahl und Kombination (wiederum unbedingt mit Vitamin C) wirksam aufwerten.

Muss Fleisch sein? Fleisch in kleinen Mengen kann vom menschlichen Organismus gut verwertet werden. Die Herkunft des Fleischs sollte Ihnen aber bekannt sein. Achten Sie auch darauf, dass es aus artgerechter Tierhaltung stammt.

Bioverfügbarkeit von Eisen

Der Begriff »Bioverfügbarkeit« gibt an, wie viel von der zugeführten Menge eines Biostoffs tatsächlich aus dem Verdauungstrakt ins Blut geschleust (resorbiert) wird. Eisen hat nur einen Freund, der seine Wirkung verstärkt (Vitamin C), jedoch gleich vier Feinde, die seine Verfügbarkeit einschränken. Diese Stoffe, die man natürlich nicht mit eisenhaltigen Lebensmitteln kombinieren sollte, sind:

- Phytinsäure in nicht eingeweichtem Vollkorngetreide
- Oxalsäure in Spinat
- Tannin in schwarzem Tee, Kaffee und Colagetränken
- Alginate in Puddingpulver und Fertigsuppen

Heiltee für Säuglinge

Welches Elternpaar kennt die Situation nicht? Das Kind schreit und lässt sich nicht beruhigen – weil es Bauchweh hat. Säuglinge und Kleinkinder haben oft Bauchkrämpfe, deren Ursachen in aller Regel harmlos sind und durch einfache Mittel behoben werden können. Neben Fencheltee enthält auch Rotbuschtee wertvolle Pflanzenwirkstoffe, um dem Kind rundum Erleichterung zu verschaffen.

Der bewährte wärmende Massagegriff: Nehmen Sie das Kind mit dem Bauch nach unten auf den Arm, und zwar so, dass Sie dabei den Arm von hinten zwischen den Beinen des Kindes hindurchführen, so dass sein Bauch flach auf Ihrer Hand liegt.

Blähungen und Koliken

Alles, was die stillende Mutter isst und trinkt, gelangt über die Muttermilch in den Organismus des Kindes. Hülsenfrüchte, Kohl, Zwiebeln und Sauerkraut sind deshalb während der Stillzeit weniger geeignet. Auch wenn die Mutter Kuhmilch trinkt, wird das vom Baby manchmal schlecht vertragen.

Insgesamt aber haben Kinder, die gestillt werden, weniger Verdauungsprobleme als diejenigen, die eine Trinkflasche mit Kuhmilch oder Fertignahrung bekommen. Wenn das Bauchweh des Kindes von starkem Fieber und Erbrechen begleitet ist, sollten Sie die Ursachen vom Arzt abklären lassen.

Rotbuschtee

Übergießen Sie 2 gehäufte Teelöffel Rotbuschblätter mit 1/2 Liter kochendem Wasser, seihen Sie nach 4 Minuten ab, und rühren Sie 2 Teelöffel Fenchelhonig hinein. Lassen Sie den Tee abkühlen, und füllen Sie ihn dann ins Fläschchen, entweder pur oder im Verhältnis 1:1 vermischt mit Fencheltee. Zur Zubereitung von Fencheltee benötigen Sie 2 Teelöffel zerkleinerte Früchte für 1/4 Liter Wasser.

Gerade beim Säugling und Kleinkind kann man Blähungen sehr wirksam mit Reflexzonenmassage behandeln.

Was verträgt das Baby und was nicht?

Wenn der erste Zahn durchbricht, beginnt meist auch das Verlangen nach fester Nahrung. Beim Zufüttern ist es wichtig, dass Sie eine Woche lang immer dasselbe Nahrungsmittel geben, damit Sie feststellen können, ob Ihr Baby es wirklich verträgt. Für den Anfang besonders geeignet sind:

- Karottenbrei
- Weiche Avocados
- Geriebene Äpfel
- Zerdrückte Bananen
- Tapiokamehl
- Salzkartoffeln

Feuchte Wärme

Legen Sie dem Kind eine kleine Wärmflasche auf den Bauch, noch besser ein feuchtes Tuch, das Sie in Rotbusch- oder Pfefferminztee getränkt haben. Achten Sie aber darauf, dass Sie es rechtzeitig abnehmen oder erneuern. Bedenken Sie, dass das Temperaturempfinden beim Baby noch nicht voll entwickelt ist. Es wehrt sich möglicherweise nicht, wenn Sie die Wärmflasche zu heiß auflegen. Prüfen Sie die Temperatur an der Innenseite Ihrer Arme oder am Hals.

Durchfall

Bei der Behandlung von Durchfall muss man auf reichliche Zufuhr von Flüssigkeit und Mineralsalzen achten.

Leichten Durchfall kann man zwar selbst behandeln, doch sollte man immer die Ursache klären und besser zu früh als zu spät ärztliche Hilfe suchen. Zur Behandlung eignen sich Kamillentee und Reisschleim, Karottensuppe, ein geriebener Apfel oder etwas Heidelbeersud. Bei Durchfall gehen wertvolle Mineralsalze verloren, die dringend wieder ersetzt werden müssen. Aufgrund seines hohen Gehalts an Mineralien ist Rotbusch hier ein sehr geeignetes Mittel. Am besten mischen Sie Rotbuschtee zur Hälfte mit schwarzem Tee.

Heidelbeersud
Lassen Sie 3 Esslöffel getrocknete Heidelbeeren in 400 Milliliter Rotbuschtee leicht kochen, und seihen Sie dann ab.

Reisschleim
Lassen Sie 2 Esslöffel Reis in 1 Liter leicht gesalzenem Wasser so lange quellen, bis Sie einen dünnen Schleim abseihen können. In diesen Schleim geben Sie 2 Esslöffel Heidelbeerblätter und 1 Esslöffel Rotbuschblätter, lassen Sie 15 Minuten ziehen und seihen anschließend ab. Bei akutem Durchfall geben Sie dem Kind alle 30 Minuten 1 Esslöffel davon.

Windeldermatitis

Viele Babys leiden an entzündlichem Windelausschlag (Windeldermatitis), der durch Wärmestau und die im Urin gelösten Säuren verursacht wird. Ob Sie Wegwerfwindeln oder Mullwindeln wählen, ist nicht entscheidend. Viel wichiger ist, dass die Windeln noch häufiger gewechselt werden und die empfindliche Haut des Babys gut trocken gehalten wird.

Weil bei Windeldermatitis die entzündete Haut an Po, Genitalien und Oberschenkeln geschwächt ist, können sich dort auch leichter Bakterien und Pilze ansiedeln. Luft, Licht und Trockenheit fördern den Heilungsprozess.

Babybad
Übergießen Sie 5 Teelöffel Rotbuschblätter mit 1 Liter kochendem Wasser, und seihen Sie nach 10 Minuten ab. Lassen Sie den Tee auf ca. 25 °C abkühlen, und baden Sie den Babypopo damit. Dann tupfen Sie die Haut mit einem Tuch ab und trocknen sie mit einem Föhn (niedrigste Stufe). Cremen Sie bei jedem Windelwechsel die Babyhaut mit Ringelblumensalbe, der Sie etwas Teebaumöl beigemischt haben (2 Tropfen auf 1 Esslöffel). Geben Sie auch ins Babyölbad 1 Liter Rotbuschtee und 1 Teelöffel Olivenöl.

Rezepte mit Rotbuschtee

Die folgenden Rezepte eignen sich für jede Jahres- und Tageszeit, und sie schmecken Groß und Klein. Auch für Feste sind sie empfehlenswert. Manche Hersteller bieten inzwischen auch aromatisierten Rotbuschtee an – reine Geschmackssache.

Alle in diesem Kapitel angegebenen Teerezepte gelten für vier Personen. Sie werden sehen, die ganze Familie findet Geschmack an den Köstlichkeiten mit Rotbusch. Die alkoholischen Zubereitungen sind selbstverständlich nur für Erwachsene gedacht.

Vanilleshake

Mischen Sie 1 klein geschnittene Vanilleschote mit 4 Teelöffeln Rotbuschblättern, gießen Sie das Ganze mit 1/2 Liter kochendem Wasser auf, und lassen Sie den Tee 8 Minuten ziehen. Dann seihen Sie ab, süßen mit Vanillezucker, rühren 1/2 Liter Milch unter, füllen den kalten Tee in Gläser und garnieren mit einer Sahnehaube und Kakaopulver. Im Sommer verwenden Sie statt Vanillezucker je 1 Kugel Vanilleeis.

Pfirsichshake

Überbrühen Sie 4 Teelöffel Rotbuschblätter mit 1/2 Liter kochendem Wasser, und lassen Sie den Tee 6 Minuten ziehen. Währenddessen pürieren Sie im Mixer 2 reife, geschälte Pfirsiche und mischen 300 Milliliter Pfirsichsaft unter. Dieses Pfirsichmus verrühren Sie mit dem kalten Tee, füllen ihn in Gläser und garnieren mit je 1 Blatt Minze.

Bunte Buschkatze (Bubu)

Mischen Sie 4 Teile Rotbuschblätter mit je 1 Teil blauen Malvenblättern, Ringelblumenblüten und getrockneten Orangenstücken. Überbrühen Sie 4 Teelöffel davon mit 1 Liter Wasser, und seihen Sie nach 5 Minuten ab. Mit frisch gepresstem Orangensaft servieren. Bubu eignet sich auch als Bowle für die Kinderparty.

Rotbuscheiswürfel
Füllen Sie kühlen Rotbuschtee in eine Eiswürfelform, pro Kästchen zusammen mit einem Blatt Minze, und frieren Sie ihn ein. Damit können Sie an heißen Tagen Ihrem klassischen Tee eine spezielle optische Note verleihen.

Eiswürfel (ohne Minze) sind auch wohltuend zur äußerlichen Anwendung bei Ekzem, Hautentzündung und Windeldermatitis. Am besten tupfen Sie nach der sanften Abreibung die Haut vorsichtig trocken, oder Sie trocknen mit dem Föhn.

Rotbusch-Apfel-Mix
Überbrühen Sie 4 Teelöffel Rotbuschblätter mit 1 Liter Wasser, und seihen Sie den Tee nach 5 Minuten ab. Mischen Sie ihn mit 1 Liter Apfelsaft. Der Mix kann auf Vorrat zubereitet werden und hält auch ohne Kühlung 1 Tag. Er eignet sich, mit Zitronenscheiben (unbehandelt) garniert, auch als Kinderbowle.

Bowle für die Sommerparty
Schneiden Sie 1 Kilogramm Sommerobst und nach Belieben exotische Früchte klein (z.B. Apfel, Pfirsich, Aprikose, Erdbeere, Honigmelone, Mango, Kiwi), und geben Sie es in eine Bowleschüssel. Mischen Sie 1/2 Liter Weißwein und etwas Zucker unter, und lassen Sie das Ganze 2 Stunden ziehen. Währenddessen bereiten Sie konzentrierten Rotbuschtee aus 6 Esslöffeln Rotbuschblättern, aufgebrüht mit 1 Liter Wasser, den Sie 8 Minuten ziehen lassen. Rühren Sie dann den eiskalten Tee in die Frucht-Wein-Mischung sowie, kurz vor dem Servieren, 1 bis 2 Flaschen Sekt.

Rotbusch mit beschwipsten Früchten
Geben Sie kleine Ananas- oder Grapefruitstückchen zusammen mit einem Schuss Wodka in ein Glas, und füllen Sie mit Grapefruitsaft sowie kaltem, gesüßtem Rotbuschtee auf (eventuell den Glasrand anfeuchten und in Zucker tauchen).

Aus erlesenen Zutaten wird ein wunderbares und einmaliges Getränk.

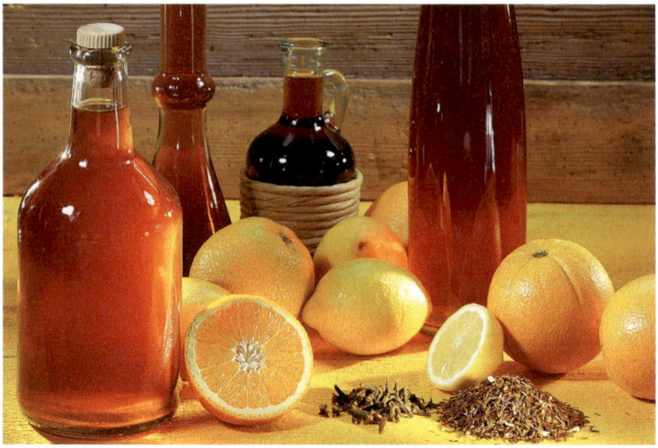

Zitruslikör mit Rotbusch

Lassen Sie die abgeriebenen Schalen von 6 Orangen und 6 Zitronen mit 10 Gewürznelken mit 1 1/2 Liter Weinbrand in einem verschlossenen Gefäß 2 Wochen ziehen. Aus 5 Teelöffel Rotbusch und 3/4 Liter Wasser einen Tee bereiten (nach 3 Minuten abseihen). 600 Gramm Zucker darin verrühren, 15 Minuten kochen lassen. Den Weinbrand durch ein Tuch filtern und mit dem Rotbuschsirup mischen. In sterilisierte Flaschen abfüllen.

Die gesundheitsfördernden Eigenschaften des Rotbuschtees bleiben auch bei diesen Rezepten erhalten.

Kalte Kirsch-Rotbusch-Suppe mit Wein

Erhitzen Sie 900 von 930 Milliliter Rotbuschtee (aus 2 Esslöffeln Rotbuschkraut, 3 Minuten ziehen lassen), 100 Gramm Zucker und 1 Zimtstange in einer Pfanne, bis der Zucker gelöst ist. Danach 5 Minuten lang kochen lassen. 500 Gramm Sauerkirschen (aus dem Glas) in einem Sieb abtropfen lassen und hinzufügen. Die Zimtstange entfernen und mit 150 Milliliter Rotwein aufgießen. Einen gehäuften Esslöffel Stärkemehl mit dem verbliebenen Rotbuschtee (30 Milliliter) zu einer Paste verrühren, dem Kirschen-Wein-Gemisch in der Pfanne unter ständigem Rühren zufügen und noch einmal kurz aufkochen, bis die Suppe leicht gebunden ist. Im Kühlschrank abkühlen lassen. Dann mit kleinen Sahnehäubchen servieren.

Rotbuschrührkuchen

Überbrühen Sie 2 Teelöffel Rotbuschblätter mit 120 Milliliter Wasser, und lassen Sie den Tee 8 Minuten ziehen. Rühren Sie 200 Gramm weiche Butter, 200 Gramm Zucker, 1 Ei, 2 Teelöffel Zimtpulver und das Mark von 1 Vanilleschote zu einem Teig. In einer zweiten Schüssel mischen Sie 300 Gramm fein gemahlenes Weizenmehl, 1 Päckchen Backpulver und 2 Esslöffel geraspelte Blockschokolade und heben diese Mischung unter die Buttercrememasse. Fügen Sie löffelweise den kalten Rotbuschtee hinzu, und lassen Sie den Teig ca. 1 Stunde quellen. Dann heben Sie 50 Gramm geriebene Haselnüsse oder Mandeln unter, geben den Teig in eine mit Semmelbröseln bestreute Springform und backen ihn 60 bis 70 Minuten bei 160 °C.

Wenn Sie rohe Eier verwenden, wie in nebenstehendem Dessert, achten Sie bitte darauf, dass die Eier frisch sind und dass Sie deren Herkunft kennen.

Rotbuschdessert

Kochen Sie konzentrierten Rotbuschtee aus 5 Teelöffeln Rotbuschblättern und 400 Milliliter Wasser, und lassen Sie ihn 8 Minuten ziehen. Während der Tee abkühlt, verrühren Sie 250 Gramm Mascarpone mit 250 Gramm Quark, 2 Eigelbe und etwas Zucker. Dann geben Sie 2 Esslöffel Kognak in den kalten Tee, tauchen kurz Löffelbiskuits hinein und geben die feuchten Biskuits in eine kleine Auflauf- oder Kuchenform. Auf eine Lage Biskuits kommt die Hälfte der Quarkmasse, dann nochmals mit Tee getränkte Biskuits, obenauf die zweite Hälfte Quark. Dann streuen Sie Kakaopulver darauf und lassen das Dessert 2 Stunden ziehen.

Impressum
Originalausgabe © MIM Südwest Verlag, München. Der Südwest Verlag ist ein Unternehmen der Verlagsgruppe Random House GmbH, München.
Copyright © 2005 für die genehmigte Sonderausgabe: Bellavista, ein Imprint der Verlag Karl Müller GmbH, Köln.
Redaktion: Roman Ritter
Projektleitung: Dr. Alex Klubertanz
Redaktionsleitung und medizinische Fachberatung: Dr. med. Christiane Lentz
Bildredaktion: Kathrin Dymke
Produktion: Manfred Metzger
Layout: Wolfgang Lehner
Für diese Ausgabe: Redaktion: Martina Rözel
Herstellung: Tara Tobias Moritzen
Umschlaggestaltung: Peter Udo Pinzer, Eppstein
Titelbild: © Studio Adna/ www.stockfood.de
Reproduktion: Jung Medienpartner, Limburg
Druck und Bindung: EuroGrafica, Marano
Alle Rechte vorbehalten. Kein Teil dieses Werkes darf ohne schriftliche Einwilligung des Verlages in irgendeiner Form (Fotokopie, Mikrofilm oder ein anderes Verfahren) reproduziert oder unter Verwendung elektronischer Systeme verarbeitet, vervielfältigt oder verbreitet werden.
Printed in Italy
ISBN 3-8336-0440-9
www.bellavista-verlag.de

Über die Autorin

Christine Selius ist Köchin und Foodjournalistin. Nach Lehr- und Wanderjahren in Italien leitete sie die Küche eines vegetarischen Restaurants. Besonders wichtig ist ihr die Wiederentdeckung von Volkswissen in der eigenen, aber auch in fremden Kulturen.

Literatur

Cavelius, Andrea-Anna und Birgit Frohn: Natürlich heilen mit Kombucha. Südwest Verlag. 4. Auflage, München 1998
Möhring, Wolfgang: Das große Buch der Heiltees. Südwest Verlag. 2. Auflage, München 1998
Schweppe, Ronald P. und Aljoscha A. Schwarz: Natürlich gesund mit Lapacho. Südwest Verlag. 2. Auflage, München 1998
Selius, Christine und Dr. med. Christiane Lentz: Stoffwechselerkrankungen natürlich behandeln mit Biostoffen. Ludwig Verlag. München 1997
Zittlau, Dr. Jörg: Grüner Tee für Gesundheit und Vitalität. Ludwig Verlag. 5. Auflage, München 1998

Bezugsquelle für Kombuchapilz

Inke Barysch, Schustergasse 2, 97892 Kreuzwertheim, Tel. 0 93 42/5 90 78

Leser- und Bestellservice durch

Gesundheitsladen fit & gesund Wilhelmina Meynecke, Mittelweg 19, 20148 Hamburg, Tel. & Fax 0 40/4 10 65 19

Hinweis

Das vorliegende Buch ist sorgfältig erarbeitet worden. Dennoch erfolgen alle Angaben ohne Gewähr. Weder Autorin noch Verlag können für eventuelle Nachteile oder Schäden, die aus den im Buch gemachten praktischen Hinweisen resultieren, eine Haftung übernehmen.

Bildnachweis

Bilderberg, Hamburg: 17 (Milan Horacek), 100 (Klaus Bossemeyer); Mauritius, Mittenwald: 7 (Rosenfeld); Pflanzenarchiv Lavendelfoto, Hamburg: 90 (Gerhard Höfer); Pitzke Christiane, München: 34; Südwest Verlag, München: Titel, 109 (Kargl/Schoenenburg), 1, 49, 116 (K. Vey/Jump), 10, 42, 66, 89, 93 (Michael Nagy), 58 (E. v. Kempen), 76 Dirk Albrecht), 110 (C. Rehm), 124 (Chr. Kargl); Tony Stone, München: 27 (Joerg Hardtke); Transglobe, Hamburg: 4 (China Produktion); Wildlife, Hamburg: 107 (J. Mallwitz)

Sachregister

Beschwerdenregister

Rezepte und Anwendungen